「社会的うつ病」の治し方

人間関係をどう見直すか

斎藤 環

新潮選書

「社会的うつ病」の治し方　人間関係をどう見直すか　目次

「社会的うつ病」の治し方

人間関係をどう見直すか

はじめに

ここ一〇年ほどの間、うつ病が変わった、とよく言われます。書店に行けば、専門家の書いた「新型うつ病」「偽性うつ病」「新しいうつ病」などといったタイトルの本が山積みになっていて、よく読まれているようです。テレビなどでも、この話題はしばしば取り上げられます。

私はもう四半世紀近く精神科臨床医の仕事を続けてきました。ご存じの方もおられるかも知れませんが、私の専門は「ひきこもり」です。もちろん勤務先はひきこもり専門病院というわけではありませんから、うつ病の患者さんとも人並みにつきあってきました。しかし必ずしも、私は「うつ病」の専門家ではありません。それなのに、なぜ「ひきこもり」を専門とする私が、すでに大量に刊行されている「うつ病」の本を新たに書くことになったのでしょうか。

しかも、この本のタイトルには「社会的うつ病」なる、耳慣れない言葉が記されています。これは一体、なにを意味するのでしょうか。最初に断っておきますが、私はなにも従来の診断指針に異議申し立てをするつもりはありませんし、新しい疾患概念を提案しようというのでもありません。ならば、なぜこのような妙な言葉を用いたのか。それについては、本書の第一章でくわしく説明するつもりです。

ところで、ある時私は、知人からこんなことを言われました。

「実は私の家族にうつ病の患者がいて、通院治療も受けているが、なかなか良くならない。担当医は真面目な人だが、家族が相談に行っても、細かい対応方針までは教えてくれない。そんなおり、あなたの『ひきこもりはなぜ「治る」のか？』という本を読んだ。そこに記されていたひきこもりの人たちへの対応指針は、とても参考になった。対応を変えてから、患者の状態も改善されたように思う」

そんなふうに指摘されて、私は普段うすうす感じていたことを期せずして言い当てられた気がしたものです。そう、実は私には、最近の若いうつ病患者たちが、私が専門に診てきた「ひきこもり」患者たちと、そっくりなのではないかと思われてならないのです。

新しいタイプのうつ病が増えた、とよく言われるのに、その「新しさ」に対してどう対処するかという方法論については、どうもよくわからない。本を読んでみても、書いてあることは古いタイプのうつ病への対処法とあまり変わらないような気がします。薬と休養がメインで、せいぜいＳＳＲＩ（選択的セロトニン再取り込み阻害薬）のような新薬の効果が羅列されているところが新しいと言えば新しい。むろん後述するような認知行動療法の紹介などもあるのですが、この治療法にしても、欧米では「新しいタイプ」うんぬん以前から用いられていた手法です。

もちろんこういった、従来からのオーソドックスな手法で治っていく患者さんも大勢います。しかし問題は、これだけではなかなか回復に至らないケースもまた、少なくないということです。私には、この回復しにくいグループの特性こそが、「新しいタイプ」の特性に重なるように思われてなりません。

なるほど、彼らの症状は、かつての重いうつ病患者に比べれば軽いものかもしれません。しかし彼らは、いまだに社会の無理解に苦しめられています。うつ病の本をひもといてみても、そこには「未熟」とか「甘え」とか「逃避」といった言葉がちらほらと書かれていて、それは必ずしも著者の意図通りではないにせよ、まるで自分が病気になったことを責められているように感じてしまいます。ただでさえ自分自身をうまく愛することができない彼らにとって、この状況が八方ふさがりに思えたとしても不思議ではありません。

その一方で、彼らを支える家族の苦しみもあります。

うつ病の治療には時間がかかります。仕事や学校に行けなくなって自宅で過ごす彼らを支えるのは、両親や配偶者、あるいは子どもなど、彼らの家族しかいません。一言で支えるというのは簡単ですが、家族の苦労もまた、並大抵のものではないのです。

見た目は健康そうなのに、「うつ病」と診断されているので、医者の言うとおりに励ましたり叱ったりせずに、腫れ物に触るように扱わなければならない。不規則でだらしのない生活も、わがままにしかみえない要求も、できるだけがまんして呑んできた。なのに、ちっとも良くならない。本人の状態は「甘え」や「わがまま」とどう違うのか。こんなことを続けていって、本人がますます増長していったら、治るものも治らないのではないか。

そんな思いを抱えながら、主治医にすらその気持ちをぶつけられない家族がたくさんいます。自分のことを大切に思えない本人の葛藤と、それを支えながら孤立していく家族の苦しさ、そして社会の無理解。比較的軽症であり、見かけ上はしばしば五体満足で元気な人にしか見えないがために、彼らの苦しさは家族にすら十分に理解されません。

彼らはよく「仕事中はうつになるくせに、遊ぶときだけは元気になる」などと批判されます。確かにそういう風に見えてしまうのも事実でしょうが、果たしてそれはおかしなことなのでしょうか？　これをたとえば、「ストレスの少ない活動はこなせるが、ストレスが高まると難しくなる」と言い換えてみれば、それはむしろ当たり前のことです。

にもかかわらず、「病気か怠けか」が常に問題にされるということ。精神科医にすら、単なる甘えとみなされてしまい、治療の対象ではないという判断を下されがちであるということ。こうして考えていくと、いま若いうつ病患者の置かれている立場は、ひきこもり事例のそれと構造的にきわめて似かよっています。

臨床的にみても、治療者としては、ひきこもっているうちにうつ状態になってしまった患者さんと、うつ状態に陥ってからひきこもりがちになってしまった患者さんとは、それほど区別して診ているわけではありません。

むしろ基本的な部分はほとんど同じです。本人の葛藤のあり方も、家族への対応方針もさしたる違いはありません。診断がうつ病である場合は薬物療法の比重を高めにするという点だけが、ほぼ唯一の違いです。もっとも、ひきこもりの場合も薬を使うことはあります。本人が嫌がった場合、それほど強くは勧めない、というだけの違いです。

もちろん「ひきこもり」は、イコール病気というわけではありません。それは本人や家族にとって、しばしば「困った問題」ではありますが、必ずしも治療が必須というわけでもないのです。しかし「うつ病」はれっきとした病気で、医師による治療が必要です。脳内のセロトニンやノルアドレナリンといった神経伝達物質（脳の神経細胞間で情報伝達をつかさどる物質）の分泌に問題があるとも言われています。

かたや病気とはかぎらない「状態」、かたや長い間研究されてきたれっきとした「病気」。にもかかわらず、治療や対応方針が似てきてしまうのは、なんとも妙な話です。

もちろん専門家は、しばしば、さまざまな事象を自分の専門にひきつけて考える傾向がありますから、「ひきこもり」を専門とする私の目は、うつ病までも「ひきこもり」的にみてしまっているのかもしれません。

しかし私も、だてに四半世紀近くこの仕事をやってきたわけではありません。自分の方法論に固執することが、いかに治療の妨げになるかは良く知っています。いかに「ひきこもり」に有効な方法であっても、うつ病患者に試みて効果がなければやり方を変えます。たとえば統合失調症の患者さんも、ひきこもりとかなり似た状態にある場合がみられます。しかし、こちらの場合は「ひきこもり」とはかなり異なった治療方針をとらざるを得ないことが多いのです。

やはり私は、どこかで最近のうつ病患者に「ひきこもり」への治療方針を応用することが有効であることに気付いて、ある意味無意識にそれを実行してきたのかもしれません。もしそうであるなら、どのような方針がとりわけ有効であったのかを検討しておくことは有意義なことと思います。

治療の現場では理論にこだわらない観察眼と、治療的「勘」のほうが価値を持つことは、経験ある臨床家なら同意いただけるでしょう。そう、そうした観察眼と勘ならば、私も人並みに持ち合わせているつもりです。もちろん医師のひとりよがりな思い込みでは病気は治りません。なんでも結果オーライとは言いませんが、改善が起こっているのなら、そこでなされた判断や治療も、それなりに適切であったと考えてもよいでしょう。

この本は、そんな視点から書かれています。ですから、薬やその他の身体的な治療についてはあまり触れていません。うつ病の脳の中がどんなふうになっているか、という解説もありません。その意味では、この本を読めばうつ病のことがなんでもわかる、という本ではありません。

しかし見方を変えると、いまや世間には「これ一冊でぜんぶわかる!」という本がありすぎます。そうした本をいくつか読んでみて——全部読むなど、とても無理です——私が大切にしてきた視点にはほとんど触れられていないと感じました。ならば私が、及ばずながらも物足りなく感じたところを補足しておこう、と考えたのです。

それでは「足りないところ」とは何か。

うつ病の臨床では、薬物療法や職場復帰のありようについては大変詳しい研究がなされてきています。しかし私の知る限り、うつ病に対する精神療法的な側面と、うつ病臨床における人間関係の持つ意味については、十分に検討されていません。

しかし、長年「ひきこもり」の臨床に関わってきたものとして、私にはうつ病の回復過程における人間関係のありようが、きわめて大きな意義を持っていることを確信しています。場合によっては、どの薬を選択するかということ以上に、人とどう関わるかが重要になってくるのです。

たとえば、うつ病になったことをきっかけとして、仕事も辞め、友人知人との関係も断ち切って、ほとんどひきこもりのような状態になってしまう人もいます。人間関係を断って十分な休養を取ることは、一定期間ならむしろ必要な場合も多いのですが、こうしたひきこもり状態が何ヶ月にもわたって長期化することは、ほとんどの場合有害です。それは、うつ病からの回復を遅らせるのみならず、社会参加の機会を逸してしまうという意味において、非常に困難な「生き方」の問題になってしまうのです。

こうなってくると、もはや病気かそうでないかという判断はあまり意味を持ちません。両者が渾然一体となってしまっているとき「ここまでは治療」「ここからはケースワーク」などと縄張り争いをしても意味がないのです。使えそうな手段は総動員して、少しでも健康度が高まる方向をともに目指していくことが大切になってきます。

本書で私は、自分が「ひきこもり」臨床で工夫してきたことが、なぜうつ病の治療でも有効であったのかをあらためて詳しく検討しました。その結果みえてきたことは、治療の中でいかにして人間関係を活用していくか、この点が最も重要である、ということでした。

この本には、うつ病の治療において、人間関係がどんな意味を持っているか、そのことだけが書かれています。いわば本書は「人薬《ひとぐすり》」の効用についての本なのです。「人薬」は「自己愛」を補強し、それを通じて「レジリアンス」（第三章を参照）を高める効果を持っています。いずれも本書のキーワードですが、こうしたつながりについて、十分に検討したうつ病の本はまだありません。

しかし、私のうつ病臨床では、この視点はすでに必要不可欠なものとなっています。また、こうしたうつ病の考え方を理解しておくことは、当事者のみならず、当事者を支える家族の方がたにとっても多くの場面で役に立つことでしょう。

あなたがもしうつについて悩んでいるなら、そしてすでに一般向けの本を手にしているのなら、二冊目に読まれるべき本として本書は書かれました。

あなたと本書との出会いが、少しでも有益なヒントをもたらすことを祈っています。

第一部　解説編――私は「うつ」をこう考える

第一章　現代社会とうつ病

変わる「うつ病」

冒頭でも述べたように、うつ病についての考え方は、この一〇年ほどでかなり様変わりしてきています。このあたりの変化については、私（一九六一年生まれ）と同世代くらいの精神科医であれば、おおよそのイメージは持っていると思います。しかし、一般の人にはわかりにくい話題かも知れません。まずは私自身の知識の整理もかねて、どんな変化が起こってきたのか、ざっとみておくことにします。

古典的うつ病と新型うつ病とがどう異なるか、とか、そういう問題は、治療を受ける側からすれば、はっきり言ってどうでも良いことです。精神医学のトリヴィアルな歴史に関心があるというのなら別ですが、こういう議論は当事者にとってはあまり意味がありません。それでもあえてその一部を紹介しておこうと思ったのは、ときに「怠け」にしか見えないような新型うつ病が、どのような社会的背景のもとで増加してきたのかを検討しておく必要があると考えたからです。

こうした軽症の疾患には、社会的な変動がはっきりと影響します。現代の社会を構成している規範や価値観が、彼らの苦しさの一因となっているならば、これは彼らだけを批判して済むという問題ではありません。たまたま病を得てしまった彼らと、たまたま治療を必要としていない私たちとの間には、それほど違いがあるわけではない。そういう視点を共有しておくためにも、まずこの話題からはじめておこうと考えたのです。

新しいタイプのうつ病

まず顕著なのは、事例数の増加です。

いま、精神科クリニックの予約は、どこも困難であると良く言われます。私も駅前のクリニックで診療していますが、とにかく新患の中でうつ病の占める割合が飛び抜けて多いのです。

厚生労働省が三年ごとに全国の医療機関を対象に行っている「患者調査」のデータを見てみましょう。一九九六年には四三・三万人だったうつ病等の気分障害の総患者数は一九九九年は四四・一万人とほぼ横ばいだったのですが、その後急速に増加して、二〇〇八年には一〇四・一万人と、二倍以上に増加しています。

WHOが開発した「障害調整生存年数（DALY）」という指標があります。これはその病気に罹患した患者の死や障害がどれほどの時間的損失につながっているかを一元的に示す数値です。DALYに基づいた評価では、「がん」「うつ」「脳血管障害」がわが国の主要三大疾患とされています。うつ病の増加は、自殺者の増加にも結びつくばかりでなく、大きな社会的損失にもつながるのです。もはや年間三万人以上が当たり前のようになってしまった自殺者数を考慮するなら、うつ病は今や国民病の様相を呈しつつあると言っても過言ではありません。

そもそも、しきりに言われる「新しいタイプのうつ病」という言葉ですが、何がいったい新しいのでしょうか？

最近問題となっているのは、若い世代のうつ病です。

かつてのうつ病は、いわば「大人の病気」でした。まじめで勤勉、きちょうめんで責任感が強い、といった気質の中高年のかかりやすい病気。こうした気質は、ドイツの精神病理学者テレンバッハによって「メランコリー親和型（Typus melancholicus）」と呼ばれた性格傾向です。近い概念に下田光造が提唱した「執着気質」というものもあります。

「うつ病は励ましてはいけない」という、よく知られた「常識」は、「ただでさえまじめで勤勉な人を励ましたら潰れてしまう」という意味でもありました。

しかし近年、こうした従来の考え方が通用しないうつ病が増えてきました。それが三〇代を中心に増加しつつある軽症のうつ病です。その特徴は、心の葛藤が浅く、深刻味に乏しく、うつ病に必須とされる身体症状も比較的軽い、というものです。

もともとの性格も、かつてのうつ病でよく言われたような「神経質、きちょうめん、完璧主義、生真面目」といった人は少なくなりました。むしろ重要な問題を回避したり逃避したりしがちな傾向が目立つようです。普段は元気なのに、責任ある立場に立たされたり、仕事の正念場が近づいたりすると、まるでわざとのように調子を崩してしまうタイプです。「わざと」というのは、周囲からみればそう見える、という意味です。もちろん本人にはそんなつもりはありません。それどころか、周囲からそんなふうに見られることを自覚しながらも、どうしようもなく苦しくなってしまうのです。

最近のうつ病については、次のような特徴があると言われています（以下、慣例に従って「新型うつ病」の呼称を用います）。

まず、病気と性格の区別が曖昧であること。かつてのうつ病が、それまでの勤勉で実直な生活を一八〇度ひっくりかえすような現れ方をしていたとすれば、新型うつ病では、それまでの性格傾向がいっそう極端化したような現れ方をすることが多いとされています。つまり、もともと問題回避的な性格傾向があって、それがいっそう強くなったようにみえる、ということですね。

ですから、症状面でも、寝込みを伴う抑制主体の症状や集中力の低下、易疲労感、気力の低下、不全感などが中心となります。また、そうした症状の出現に対する自責感が目立たず、責任感や役割意識が乏しいとも言われます。もっとも、自責感の有無については、治療者との関係によって現れ方が変わりやすい部分でもありますから、一概には言えないのですが、そういう「傾向」は確かにあるのかもしれません。

古き良き「大人のうつ病」？

かつてのうつ病は、欲望全体の水位が低下する病気でした。うつがひどくなると、欲望はおろか感情の動きも感じられなくなります。まさに生命エネルギー全体の枯渇というふうに理解されていたものです。ところが新型うつ病では、必ずしもそうではありません。これも良く言われるように、仕事はできないけれど、遊ぶエネルギーは十分に残っていたりする。だからこそ、新型うつ病の患者は「怠け」、「甘え」などと〝誤解〟されやすいのです。

こうしたこともあってか、休養と薬物治療を主体とした、いわゆる定型的なうつ病治療がきれいに効きません。若い世代の精神科医にはなかなか想像しにくいことでしょうが、かつて「うつ病」といえば「きれいに治る病気」の典型でした。初診の患者さんがこの診断だとわかると、私などかなりほっとしていました。まずは診断書を出してゆっくり休んでもらい、自殺などに注意しながら、しばらく抗うつ薬を服用してもらえば治ることがわかっていたからです。

ところが現在のうつ病は、そうはいきません。確かに休養と薬である程度は良くなるのですが、なかなか職場に復帰できなかったり、あっさり退職してひきこもってしまう場合も少なくありません。ひとことで言えば、軽いのに治りにくいケースが増えてきたのです。

実はこうした傾向についても、精神医学はさまざまな名前を与えてきました。一九八〇年代に笠原嘉《よみし》氏が指摘した「退却神経症」、あるいは広瀬徹也氏が指摘した「逃避型抑うつ」などの概念がそれです。

その後「現代型うつ病」「未熟型うつ病」といった概念が提唱されたりもしましたが、意図するところはほぼ同じと考えて良いでしょう。厳密にはそれぞれ異なった概念とも言われますが、一般向けの本でくわしく書くほどのことではありません。

要するにわれわれ精神科医は戸惑っているのです。なぜうつ病はこんなに変わってしまったのか。あの、まじめで治療熱心な「大人のうつ病」患者たちは、一体どこに行ってしまったのか。

しかし、ここにはっきり見て取れるのは、古き良き、執着気質ないしメランコリー親和型うつ病へのノスタルジーなのではないでしょうか。そう、私たちはみな、昔気質のうつ病患者がとても好きだったのです。

彼らは一様に、まじめで責任感が強く、他人を思いやることができる常識人でした。愛すべき凡庸さを持ち、社会秩序を重んじ、医師の指示には素直に従い、きちんと服薬すれば確実に回復してくれました。

しかし、と精神科医は嘆きます。最近のうつ病の「堕落」ぶりはどうだろう。旅行だ合コンだと遊びでは元気になるくせに、出勤の朝になるともう布団から出てこない。無断欠勤で上司や同僚に迷惑をかけても、それを恥じるそぶりもみせない。

それどころか、自分の不具合を上司や親のせいにする。それを責められれば逆ギレして暴言を吐いたり暴れたりする。医師の指示もろくに聞かず、通院も服薬もいい加減で、たまに診断書を更新するためだけに来院し、本当に死ぬ気もないくせにリストカットと大量服薬を繰り返す。

いささかひどい書き方になってしまったかもしれません。でも、多くの精神科医が新しいうつ病の患者に感じている困惑や戸惑いを簡単に代弁してみれば、だいたいこんなふうになると思います。

私が心配しているのは、こういう風潮が精神医学に「パターナリズムの復権」をもたらすのではないか、ということです。簡単に言えば、精神科医が病気を治す立場を踏み越えて、人の生き方にまで口を出しはじめるのではないか、と憂えているのです。

「擬態うつ病」「仕事中だけ『うつ病』になる」「自己中心的」「甘え」「言ったもん勝ち」……いずれも最近出版されたうつ病関連の本にみられる表現です。要するに、最近の若い世代のうつ病は、甘えに基づく現実逃避であり、自己中心的なわがままであり、ひ弱で精神力が弱い人間の逃げ込む最終手段（last resort）であり、休職のための診断書ほしさの詐病まがいの態度だ、ということになります。

もし本当にそうなら、話は簡単です。私たちは彼らの治療からいっさい手を引いて、薬の代わりにお説教と人生指南を投与すればいいのですから。

しかし現実問題としては、そういうわけにもいきません。臨床の現場では多くの精神科医が、彼らの相談をしっかりと引き受け、認知行動療法や薬物治療に励んでいます。甘えと指摘する一方で患者として対応するという態度がいささかご都合主義に見えたとしても、いったい誰がそれを責められるでしょう？

主観的印象はともかく、私たちは患者の苦しさをまず理解するところからはじめなければなりません。

私はどう考えるか

とはいえ、「新型うつ病」に関しては、精神科医の間でもまだ論議がわかれています。私も企画に加わった某製薬会社の主催するアンケート調査では、いわゆる「新型うつ病」に対して、「単純に病気として対処できない」と回答した医師が四三％にのぼりました。

回答理由としては「単なる怠けであって病気ではない」「日本だけの概念でエヴィデンス（医学的根拠）がない」「求められれば治療はするが本当にすべきなのか疑問」という意見が多くを占めています。専門家である医師ですらそう考えるのですから、世間や一般人が彼らをどう見るかは推して知るべしでしょう。

こうした風潮をみるにつけ、隔世の感を覚えるのは私だけでしょうか。

かつて精神科医は、ときおり依頼される「私が正常であるという診断書を書いてください」という要望に悩まされていたものです（今でも少しはあるでしょう）。それに対する無難な断り文句は「正常の診断にはとても時間がかかります。少なくとも一ヶ月ほど入院して経過を見せていただかないと……」というものでした。

断るための口実とは言え、「正常の診断には時間がかかる」のは事実です。それが今や、ほぼ一回の問診だけで「あなたは健康、単なる怠け」の大安売りとは、どうしたことでしょうか。ここにはあきらかに、医学的診断を越えた「価値判断」が含まれています。

しかし、これが許されるのなら、犯罪者の精神鑑定も必要ない、ということにならないでしょうか。われわれは医師としての直感に基づき「これは単なる犯罪で、病気ではない」と鑑定依頼を断るべきなのでしょうか。診断より価値判断を優先する、とはそういうことです。「病気ではなく怠け」という「診断」の問題はほかにもあります。そうした診断を下された本人は、単にお説教をするだけの治療者に見切りを付けて、話を聞いてくれるほかの治療者を探しに行くだけです。つまり「怠け」という診断を下した医師は、自分の診断が正しかったかどうかを学ぶ機会がないのです。

さらに悪いことに、「医師が怠けと認定した」事実によって、家族がこれまで以上に当事者に厳しく接しなければと考えはじめるかもしれません。それによって当事者のうつ状態が本格的に悪化したとしても、当の医師は事態を収拾できないのです。こうした「医原性」の問題は、できる限り避けなければなりません。

私は「治療の必要性」は、さしあたり「当事者のニーズ」によって決められるべきである、と考えます（「当事者」には家族も含まれます）。つまり「本人が困っているのなら、とりあえず治療を開始する」というスタンスです。

治療の必要性を医師が否定することがありうるとすれば、それは「社会的入院」における、

「家族など周囲が治療を望んでいるが本人が正当な理由でそれを拒否している場合」といった特殊な場合くらいではないでしょうか。

実際、治療をはじめてしまえば、動機のいい加減なケースはすぐに中断してしまうことがほとんどです。ちなみに私は、「仕事中はうつになって遊びでは元気になる人」をいちがいに「怠け」とはみなしませんが、「薬が切れたり、診断書が必要になったときだけ不定期に来院する」ような人に対しては、かなり厳しく接します。前者は価値判断の問題ですが、後者は治療契約の問題と考えるからです。

「求められれば治療をする」という態度は、精神医学というよりは精神分析の立場に近いのかも知れません。例外もありますが、精神分析では、基本的にすべての人がなんらかの心の問題を抱えていると考えます。言い換えるなら、完璧に健康な心は存在しない、ということです。人の心を病気と健康に分けるのではなく、程度の差こそあれみな病んでいる、と考える。私にはこの考え方のほうがしっくりきます。

なにも治療をはじめたら必ず薬を使うとか、診断書を書いて休職させると決めているわけではありません。ただ本人が、社会や家族との関わりにおいて「病気」というカードを使わざるを得ない状況があるのなら、治療者としてそうした状況の解消にできるかぎり協力したい、というほどの意味です。

社会問題としてのうつ

しかし実際問題、こういうタイプの患者さんがどんどん増えているとしたらどうでしょう。現に、精神科クリニックはますます増えているというのに、どこも予約が満杯と聞きます。どうしてこんなことになったのでしょう。

社会経済生産性本部（現・日本生産性本部）が二〇〇六年四月に実施したアンケートの結果によると、六割を超える企業でうつ病などの「心の病」を抱える社員が増加する傾向にあったそうです。とりわけ顕著なのは三〇代の突出ぶりで、六一％を占めていたといいます（その後メンタルヘルス施策の影響もあって「心の病」の増加傾向には歯止めがかかり、二〇一〇年には四四・六％に減少していますが）。

また、うつ病人口そのものも増加しつつあることはさきほど紹介した「患者調査」のデータからもわかります。

こうした増加の背景には、あきらかに社会の構造的変化が反映されているはずです。現代の精神医学の主流は、とうに生物学的精神医学になっていますが、こうした変化は生物学だけで説明するのは困難でしょう。遺伝や脳内物質だけでこうした社会的変化を語ろうとすれば、かなりのアクロバットをしなくてはなりません（「環境ホルモン」「ウィルス」「電磁波」ｅｔｃ.）。この種の問題を考えるさいには、社会学的な視点なども積極的に取り入れながら考えていく必要があると思います。

うつ病の問題はたしかに深刻で、とりわけ自殺につながる可能性を考えるなら、政策レベルでも何らかの対策を講じてゆく必要があるでしょう。精神科医も、ついでに言えば製薬会社も、この点について異論はないはずです。うつは心のカゼ、怪しいと思ったらすぐ専門家へ、というキャンペーンも、そのかぎりでは無意味ではありません。

しかしこの問題は、果たしてそれほど単純な対応策で解決しうるものなのでしょうか。すでにそうしたキャンペーンがなされ、市場には次々と新しい抗うつ薬が投入されている。にもかかわらずうつ病患者がなおも増加し、自殺者の数がいっこうに減少に転じないのはなぜなのでしょうか。

その原因のひとつに挙げられているのがメディアです。精神医学領域では、ある種の疾患とマスコミ報道は深い関係にあることが知られています。ある病名がマスコミを通じて問題提起されると、自分がその病気ではないかと疑いを持った人々が大挙して専門家を訪れ、結果的にその疾患が増えることになってしまう、という現象です。この現象を哲学者のイアン・ハッキングは、「ルーピング効果」と呼んでいます。

同様の意味で、製薬業界もしばしば批判されています。製薬会社がこうした情報操作によって薬の売り上げを伸ばそうとする戦略はディジーズ・モンガリング（disease-mongering）と呼ばれています。

うつ病のような精神疾患が、マスコミ報道や社会情勢といった要因の影響をそれほど受けるものかどうかについては、おそらく異論もあることでしょう。しかし私の見るところ、うつ病の増加にはっきり関連性のある社会的変化として指摘できることがいくつかあります。

「生存の不安」から「実存の不安」へ

大づかみにとらえるなら、こうした変化の背景として「不安の置きどころ」が変わった、という見方が可能です。

かつての執着気質の背景にあったものが「生き延びること」への執着と不安であったのに対し、現在の若い世代にとっては、それがさして重要ではなくなりつつあるのではないか。まさに「生存の不安」に突き動かされた高度成長期以降、衣食足りた私たちには別の不安が生じました。そう、ここで前面に出てきたのは「自分は何ものか」「自分の人生に意味があるのか」といった不安です。私はこれを「生存の不安」から「実存の不安」へ、という変化としてとらえています。

さて、「実存の不安」は「自分探し」につながります。かつてこうした要求に応えてくれたのは宗教や思想でした。しかし周知の通り、いずれも現代社会においては機能不全に陥っています。近年、これらに代わって、もっと直接的な答えをもたらしてくれると信じられたのが「心理学」でした。

九〇年代の心理学の流行ぶりは、記憶に新しいところです。カウンセラーに憧れる若者が急増し、さまざまな社会現象や事件に心理学的な説明が求められるようになりました。これを社会の「心理学化」、あるいは「心理主義化」と呼びます。

心理学化とは、人間理解の基本的枠組みとして、心理学や精神医学が参照されがちな傾向のことを指しています。別の言い方をするなら、「人間知」の専門家として、心理学者や精神科医がマスコミでもてはやされる傾向のことです。くわしくは拙著『心理学化する社会』（河出文庫）に書きましたので、関心のある方はご参照ください。

たとえば青少年の不可解な犯罪が起こった場合、かつてのマスコミは小説家や教育学者などにコメントを求めていました。しかしいまや、その役割は精神科医や心理学者に完全に取って代わられています。

心理学化の風潮は、おそらく一九八〇年代にはじまり、九〇年代に一気に加速したと考えられます。

九〇年代における心理学化のブームは、さまざまな形を取ってあらわれました。性格分析をはじめとする一般向けの心理学書が、ベストセラーリストの常連になりました。トラウマとかＰＴＳＤ（心的外傷後ストレス障害）、アイデンティティなどといった心理学の専門用語も、日常でひろくつかわれるようになりました。

トラウマからの癒しをテーマにした手記や小説がいくつもベストセラーになり、映画やアニメ、ポピュラー音楽でも、「トラウマ語り」はひとつの定番となります（こうした背景の一つに「阪神・淡路大震災」があったことも付記しておきます)。

二〇〇〇年代に入ると、「脳科学」など、別の潮流も力を持ち始めるのですが、これは心理学化ブームが去ったためというよりは、そうした発想が深いレベルでわれわれの日常に定着したためとも考えられます。ブームから常識へ、という流れです。

それでは、こうした社会の心理学化は、人々の心、とりわけ若者たちの心にどんな影響を及ぼしたのでしょうか。

軽くて治りにくい

人の心を知りたいという普遍的な欲望は、いつの時代にも存在します。日本でもたとえば、大正時代にかなりの心理学ブームがありました。ただし、当時の心理学にはもうひとつの重要な役割がありました。軍隊の適性検査です。戦争神経症しかり、PTSD概念しかり、心理学や精神医学は、戦争によって進歩させられてきた面があることも事実です。

このことからもわかるように、心理学化の風潮そのものは、単に心理学や精神医学が普及したために生じたとは限りません。では、そのさらなる背景には、何があったのでしょうか?

心理学化をもたらした要因は、大きくふたつに分けられるように思います。ひとつは「リアリティの水準」、もうひとつは「目的論の水準」です。どういうことでしょうか。

まず「リアリティの水準」についてです。これは、先ほども少し触れた、大衆文化において心理学化をもたらした主たる要因でもあります。

たとえば「トラウマ」という概念には、虚構作品にリアリティをあたえるとともに、個人においては実存的欲望を満たすことが期待されるようになりました。ミステリー作品などでは、幼児期に受けた虐待経験がトラウマとなり、長じて凶悪犯罪をくり返す、といったキャラクター設定が定番となりました。内に秘められたトラウマという主題がリアルなものと受けとめられるようになり、これと並行するかのように、トラウマ・フィクションや告白本が流行していったのです。

もはや現代の若者の実存を支えるのは、哲学でも思想でもありません。彼らが自らの悩みを語る言葉には、さまざまな心理学用語がちりばめられるようになりました。実存的な悩みは心理学的な知識によって解放されるのではなくむしろ補強され、「こころのケア」産業の消費者としての若者が急増したのです。

ですから、彼らがなんらかの精神的問題を抱えてしまった場合でも、なかなか精神療法が効きません。彼らはすでにメディアを通じて心理学の考え方に触れており、場合によっては何ヶ所もの治療機関を渡り歩いているからです。不幸にして「すれっからし」になってしまった彼らには、通り一遍の精神療法では太刀打ちできません。先ほど述べた最近のうつ病の、「軽いのに治りにくい」傾向には、そういう事情も関係するでしょう。

ただし、こうした心理学化の風潮にもポジティブな側面があったことは否定できません。それが、精神疾患全体の軽症化です。

冒頭でも述べたとおり、うつ病は軽症化する傾向にあります。私たちの世代の精神科医は「うつ病の三大妄想」として、心気妄想（癌など重病になったと思い込む）、貧困妄想（資産がなくなってしまったと思い込む）、罪業妄想（重大な罪を犯したと思い込む）というものを習ったものです。このうち心気妄想はまだ時折見かけますが、その他の二つについては、私はここ一〇年ほどお目にかかっていません。

統合失調症の「妄想」にしても、「私は皇統に連なる血筋のものだ」とか「自分には数十兆円におよぶ隠し資産がある」といった壮大な妄想は、今はほとんどみられなくなりました。最近の妄想は、「近隣住民が自分の部屋を盗聴している」といった、かなり平凡な内容のものが主流です。それればかりか、増加し続けるうつ病に比べて、統合失調症の新患を診る機会がめっきり減ったように思います。そう感じているのは私ばかりではありません。最近、複数の精神科医から、同様の感想を聞いています。

もちろんこうした傾向にはさまざまな要因がありうるでしょう。しかし私は、やはり「心理学化」を最も重要な要因と考えて良いように思います。それではなぜ、心理学化がこのような軽症化をもたらしうるのでしょうか。

ひとつにはメディアの影響が考えられます。サブカルチャーを中心に、狂気の表現はかつてよりも格段にリアルなものとなり、ひろく共有されるようになりました。こうした状況の下、狂気における「大きな物語」は、だんだん陳腐なものになっていきます。いわば、心理学化が狂気のリアリティを〈解毒〉してしまったのです。

もうひとつは、「スクリーニング」の機能です。

若者言葉に「キョドる」というものがあります。「挙動不審」からきたもので、緊張したりうろたえたりして奇異な振る舞いをしてしまった場合に、こうした揶揄が飛んできます。「空気が読めない」も似たような言葉です。

こうした言葉が飛び交う場所では「コミュニケーション空間の均質性（＝健常さ）を乱してはいけない」という無言の圧力がはたらいています。この圧力は、期せずして、わずかな狂いに対しても反応する鋭敏なスクリーニング装置としても機能することでしょう。

この種の視線は、他人にばかり向かうものではありません。人々は「自己スクリーニング」の目的で、こうした視線を自らに対しても向け続けます。その結果、狂気はしばしば、芽吹いた段階でつみとられるか、早い段階での治療に結びつきやすくなります。

いささか乱暴な整理ですが、要するに心理学化は、一方で「狂気」を陳腐化し、もう一方で人々の「狂気」へのセンサーを過敏にしたのです。こうした変化が、軽症化の原因の少なくとも一部であると私は考えています。

「操作」への欲望が高まった

心理学化のもうひとつの要因を「目的論の水準」において検討してみましょう。

ここで重要になってくるのが「操作主義」です。

よりよく生きるために、私たちは効率よく自己をコントロールし、あわよくば他者をもコントロールしたいとしばしば考えます。たとえば自己啓発本やライフハッキングといった分野では、いまだに「コールド・リーディング」(詐欺師や霊能者、催眠術師などが、相手を誘導し信用させるために用いる話術の一種)や性格診断などがもてはやされています。これらも他者をコントロールできれば仕事の効率を上げられるという思い込みゆえでしょう。目的論的に考えるなら、心理学化は、そうした意味での操作主義がもたらしたものと考えられるのです。

もちろん、こうした欲望も最近になって突如生じたものではありません。問題は、ほかのいかなる欲望にも増して、操作への欲望の水位がこれほど高まった時代はかつてない、ということなのです。

精神科医の内海健氏は、著書『うつ病新時代』(勉誠出版)で、冒頭で触れた軽いタイプのうつ病の増加について、単なる軽症化とは異なった角度から解釈を試みています。内海氏によれば、これはうつ病が軽くなったというよりは、うつ状態と軽躁状態の二つの相をあわせもつ事例、すなわち「双極性」事例が増加しつつあるため、見かけ上は軽くなったようにみえるだけということになります。

内海氏が主張するのは、あらゆる気分障害にはなにがしかの双極性が含まれているとする

「汎双極論」です。それは混沌とした連続体であり、「気分障害の一つの新しい形であると同時に、従来のうつ病をもそこに含みこむ普遍性を携えている」とされています。このとき躁うつ病もうつ病も、すべて「双極スペクトラム」という連続体の上に位置づけられることになります。

それではなぜ、このタイプの気分障害が増加したのでしょうか。内海氏はその理由を、ポストモダン状況との関連において、以下のように説明しています。

「メランコリー型の失効をもたらしたのは、高度成長経済による目的達成＝喪失、『勤勉、節約、服従』といった通俗道徳の没落、価値観の多様化、権威の失墜ないしその存在の不明確化、などと呼ばれるものである。極東の片隅で例外的に生きながらえた『プロテスタンティズムの精神』は、いったんその崩壊が始まるや、雪崩をうって、『ポストモダン』と呼ばれる状況に突入していったのである」（前掲書）

ポストモダン状況における大きな物語の失墜は、権威や道徳や規範といった、同一化すべき価値観の失墜でもありました。かつてのうつ病が、そうした価値規範への過剰な同一化にも起因していたとすれば、もはや人は、そのような形で病むことはできなくなったのかもしれません。

いま残されているのは、統制原理を欠いた「そのつどの強迫」です。内海氏は「相手や状況にあわせつつ、コントロールしようとするあり方において、主体は振り回され、自分を見失い、そしてはるかに短期間で疲弊してしまう」として、最近のうつ病はこうした状況下で発症していると考えています。

これは言い換えるなら、長期的な展望なしに、場当たり的に状況への対応を考えるような姿勢を指しています。こうなるとコントロールそれ自体が目的になりますから、かえって気が抜けなくなります。長期的な目標がないため、自分の立ち位置も不安定なものになります。こうしたことが続いたら、疲労がかさむのは当然のこととも言えるでしょう。

ここで内海氏の言う「そのつどの強迫」こそは、現代の操作主義を支える基本的心性にほかなりません。

新しいタイプのうつ病を含む「双極スペクトラム」と操作主義とは、きわめて相性が良いのです。躁状態の過活動と、うつ状態のひきこもりと無為は、要するに「操作の過剰」と「操作の欠如」にあたります。言い換えるなら、操作自体を放棄してほどほどのところに留まるということが、きわめて難しくなっているのです。

さきほども述べたとおり、操作主義においては、場当たり的に相手や状況を操作すること、それ自体が目的になってしまいます。それゆえ、そこには本来的な理念も目標もありません。若い世代のうつ病患者は、しばしば自分の状態を「空っぽになった」と表現します。これは操作主義が本質的にはらんでいる、目的や価値の欠如をそのまま意味しているようにも思われます。

サプリメント・カルチャーの誕生

心理学化は見かけ上、旧来の価値判断とは積極的な関係を持っていません。宗教や思想といった「大きな物語」抜きで「生き方」の指針を与えてくれるという意味では、これに優るものはないかのようです。しかし、何事にも副作用はつきものです。

この風潮の下、「こころ」は身体と同じレベルで操作可能な対象であることが求められました。私たちは頭が痛ければ鎮痛薬を飲み、血圧が高ければ降圧薬を飲みます。そして「こころ」もまた、身体のパーツの一つであるかのようにコントロール可能なものであることが求められたのです。

その帰結のひとつが、「こころ」の視覚化です。

現代は、視覚情報が圧倒的優位を獲得した時代といわれます。「こころ」の座である脳にしても、その画像診断の技術は著しく向上しました。脳の断面を可視化したCTスキャンにはじまり、脳の代謝活動の分布を視覚化するポジトロンCT、電気的活動を図示する脳磁計、ミリ単位で人体を輪切りにし、しかも動画で再生できるｆＭＲＩなど、脳はあらゆる角度から、徹底的に視覚化をこうむってきました。

心理学化もまた、「視覚化」を大きく推し進めてきました。操作可能性という幻想が維持されるうえで、「こころ」の単純な視覚的、空間的イメージが必要とされたためです。「こころの闇」という紋切り型表現にも、私たちの中にある「こころ」を空間として理解したいという欲望がかいま見えます。

私はかつて、この傾向を「こころの身体化」と呼びました。これは心理学化にともなって、「こころ」が想像上の身体を獲得しつつある状況を指しています。

それでは「こころの身体化」は、何をもたらしたのでしょうか。おそらくそれが、操作主義の大衆的形式としての「サプリメント・カルチャー」です。

これは、心身をコントロールすべく、さまざまなサプリメントを気軽に用いる傾向を指しています。ただしサプリメントと言っても、市販されているコエンザイムQ10やらビタミン剤、ドリンク剤といったものばかりを指すわけではありません。

医師が処方する向精神薬も、サプリメントと同列に扱われることが珍しくないのです。多くの若者が、単にテンションを上げるためにリタリン（ただし最近、睡眠障害の一つであるナルコレプシー以外の疾患に処方されることは禁じられた）やSSRIを求め、テンションを下げるために抗不安薬や睡眠薬を求めるといったように。

「こころを薬でコントロールしたい」という人々のニーズに合わせるかのように、一部の〝悪徳〟クリニックでは、自費診療という形で医師免許を持つ〝売人〟が、各種の向精神薬を診察抜きで販売しているようです。自分の患者が彼らの被害にあった経験を踏まえて言うなら、彼らが医師免許も剝奪されずに堂々とネット上で営業できている現状が信じられません。

一部の製薬会社も、この傾向に加担しているように思われます。彼らはSSRIなどの新しいタイプの抗うつ薬を、うつ病のみならず社会不安障害といった軽症事例に使用することを、TVのCMまで動員して、さかんに推奨してきました。

たしかに早期発見・早期治療という大義名分はあるでしょう。しかし、精神疾患によっては、早すぎる治療介入が問題になることもあり得ます。とりわけ軽症の事例については、本当に薬物治療が必要かどうかを十分に見極めてから治療を開始してほしいものです。不適切な薬物治療を強いられることで病状が悪化したり、薬への依存が生じてしまうこともあるからです。

人々が映画や本に「泣き」を求め、一方で「お笑い」が流行るという風潮にも、操作主義の片鱗がかいま見えます。いまや情報コンテンツに対する要求として「感情コントロール」が最大のものになりつつあるのです。これはいわば、コンテンツの（文化の、とはあえて言いません）サプリメント化とでもいうべき風潮ではないでしょうか。

しかし、かりに操作主義が問題であるとして、これを解決することはきわめて難しいように思います。なぜなら、心の問題の解決策もまた、操作的にしか示し得ないからです。

たとえば精神科医の香山リカ氏は、操作主義の権化のようなある経済評論家を批判した本『しがみつかない生き方』（幻冬舎新書）を書いていますが、ここにもひとつの逆説があります。操作（ここではキャリアアップや増収といった成功を目指すこと）への努力から降りるためには、誰かに「降りても良いんだよ」と保証してもらわなければならない、という逆説が。

その方法が一時的にせよ有効なものであればあるほど、その事実が背景にある操作主義を再び強化してしまわないでしょうか。これでは「操作主義を乗り越える方法論」そのものが成立しないのです。これもまた、現代人における困難な逆説の一つです。

マクドナルド化する社会

ここで私が操作主義の悪循環として述べた事態は、社会学における「再帰性」の問題に該当します。ここでいう「再帰性」とは、社会の現状について「心理学化」という判断を下すと、その判断の影響で、ますます社会が心理学化する、といった循環を意味しています。

この点について、ラカン派社会学者の樫村愛子氏は、次のように整理しています。「現代の社会では、多くのことを自ら決定しコントロールする必要があり、再帰性は高まっている。けれども、再帰的な能力は人々の間で差があり、ついていけない人はうち捨てられつつある」(『ネオリベラリズムの精神分析』光文社新書)

こうした再帰的社会がもたらす問題を、樫村氏は次の四つの視点からまとめています。

(1) 専門家システムの高度化、専門化と大衆の乖離
(2) 再帰性の格差
(3) 限定付きの再帰性

（4）　マクドナルド化

このうち、私の論点に関連して重要なのは、（4）マクドナルド化です。

社会学者のジョージ・リッツァは『マクドナルド化する社会』（早稲田大学出版部）で、個人の内面に介入せずにその行動をコントロールする権力について検討しています。たとえばマクドナルドが、来店する客を効率よくさばくため、長時間座ることができない硬いイスを用意して消費者の回転を良くしている、といったような。

これはいわば、消費者を操作するための権力です。このタイプの権力は、もはや個人の内面には関心を向けません。むしろ環境調整をすることで、それとは気づかれないように個人の行動を管理しようという発想がそこにあります。この時心理学は、環境管理のための権力装置として、潜在的な可能性を帯び始めるでしょう。

哲学者・東浩紀氏と社会学者・大澤真幸氏の対談『自由を考える―9・11以降の現代思想』（NHKブックス）における主要なトピックのひとつに、「規律訓練型の権力」と「環境管理型の権力」の対比があります。簡単に説明すれば、前者は家庭のしつけや学校教育などの場面を通じて、内面から自己規律しうる主体を形成させるタイプの権力です。これは精神分析的には、自分の考えや行動を自ら律するような心の働きとしての「超自我」を形成させるような権力、と言い換えることもできるでしょう。

いっぽう「環境管理型の権力」とは、先ほどマクドナルド化のところで述べたような、個人の内面には関与しないタイプの権力を指しています。ここで規律訓練型の権力をモダンのものと仮定するなら、環境管理型の権力は、ポストモダンのそれに対応することになります。

近代の規律訓練型の権力にとって、心理学化は必要ありません。権力にとっては、人々にいかにして規範を内面化させるかだけが問題となるからです。そのことで人々が傷つけられてしまったとしても、権力は一切関知しません。

これに対して環境管理型の権力には、心理学化が必須となります。なぜなら、管理される人々を少しでも傷つけてはならないからです。管理・操作されていることすら自覚させることなく、スムーズに行動をコントロールするためにこそ、心理学に基づいた「環境管理」は必須となります。その意味では、規律訓練から環境管理へという流れもまた、心理学化を促した大きな要因にほかならないのです。

環境管理型の権力と、人々が自ら求める操作主義とは、再帰的な緊密さ（相互に補強し合うという意味で）によって結びついています。「操作されること」が「操作すること」と表裏一体の関係におかれ、もはや「操作されること」への違和感や不快感はほとんど存在しません。

むしろ人々は嬉々として、あたかも自ら進んで、操作されることを欲するかのようです。そこでは操作に対する異議申し立ては、すぐさま「空気の読めない」態度として排除されてしまうでしょう。いま政治運動が困難なのはこのためでもあります。

おわかりのように、ここには一つの逆説があります。私たちが傷ついたり不快感を覚えたりしないように発達してきたはずの「環境管理」が、ある種の閉塞感や息苦しさにつながってしまう、という逆説が。これは操作主義や心理主義のひとつの帰結でもあります。なるほど、大きな悲劇や重大な病は減ったかもしれません。しかしそのぶん、私たちの多くが、小さな病を共有することになっているとしたらどうでしょう。

もっとも、こうした閉塞感や息苦しさについては、人々もうすうす気づき始めているようです。しかし、もはや気づくだけでは十分ではありません。この閉塞感を打破する方法を探らなければなりません。しかし、操作主義を抜け出す方法が、操作的にしか示しえないという逆説は先ほども述べました。それを自覚するか否かを問わず、操作主義はすべての人々を呑み込んでしまうかのようです。

たとえば昨今の「脳ブーム」の一部は、脳がいまだブラックボックスであるという前提においてならば、再帰性を解除しうる可能性をはらんでいました。脳の中の過程が謎のままならば、「脳がこうだから人間はこう振る舞う」「脳がこうだから社会がこうなる」とは言えなくなりますね。つまり、不透明な部分が多いほど、説明や解釈による再帰性は生じにくくなるでしょう。しかし、ほとんどの脳科学者たちは、「心理」と「脳」を入れ替えただけの操作主義を反復してしまっているようにみえます。

いまや再帰性と操作主義の問題は、専門のいかんを問わない問題意識として共有されるべきではないでしょうか。私自身は、本来の意味での「精神分析」の復権が、再帰性に取り込まれない唯一の手段であると主張し続けてきました。

治療関係を含め、個人と個人の、その都度の関係性を分析対象にするのが、本来の精神分析です。その都度一回限りの関係性をなによりも重視する立場は、いかなる意味でも「再帰性」を強化することはないでしょう。なぜか。再帰性は、個人の心理の反映として社会を考え、社会の反映として心理を考える場合に生じてきます。そうだとすれば、原則として個人と個人の関係だけを問題にする精神分析は、そうした再帰性とは無関係ということになるからです。本書における私の主張の背景には、実はそうした考えもあるのです。

対人刺激と気分状態

軽症うつ病といえば、かつて治療を担当したひとりの男性患者を思い出します。

彼は三〇代、某有名企業の社員で、社風が鷹揚なせいか、もう数年以上も休職中でした。当初は心気的な訴えが中心で通院をはじめたのですが、しだいに抑うつ気分とひきこもり傾向が強くなってきたため、入院治療を繰り返していました。

彼はまさに軽症うつ病の典型のような事例でした。訴えはしばしば他責的で、診療時間にはしょっちゅう遅刻しながら、待たされるとすぐクレームを付けてきます。診療の不満を長文の手紙にしたためて何度も主治医である私に送りつけてきたこともありました。プライベートで友人と遊び回るときはたいへん活動的なのに、いざ出勤となると青菜に塩のようになってひきこもってしまいます。

彼の病名は「気分循環性障害（cyclothymia）」でした。躁うつ病というほど重症ではないにせよ、その振幅の大きい気分変動に対して、この診断が最も該当するように思えたからです。薬物治療としては気分安定薬である炭酸リチウムやバルプロ酸ナトリウムを中心として処方していましたが、なかなか十分な改善には至りませんでした。

入院治療において印象的だったのは、彼の気分状態が、対人刺激の有無に大きく影響されていた点です。常に対人刺激にさらされている入院環境にあって、彼のうつ気分が長く続くことはほとんどありませんでした。

むしろ外泊などで、対人刺激から遠ざかるとうつ状態に陥り、帰院できなくなることもしばしばでした。とはいえ彼の対人関係のありようには、境界性人格障害における「対人嗜癖」のような不安定さや衝動性がみられず、常識的な社交性の範囲に留まっていました。

対人刺激、すなわちコミュニケーションのありようと気分変動が関係しているように思われるケースはこの事例ばかりではありません。因果関係か相関関係かは不明ですが、これは私が関わっている若いうつ病事例の多くに認められる傾向でもあります。

もちろん軽躁状態にあってよりコミュニカティブになるのは自然なことです。しかし、うつ状態からの回復や予防にも、コミュニケーション刺激が有効であるようにみえる事例が少なくないのです。彼らが入院中に示す良好な回復と、退院後の急速な悪化という一見不可解なギャップは、コミュニケーション環境の違いと考えるのが最も合理的のように思われます（入院治療に際して、処方を変更する必要はほとんどありませんでした）。

コミュニケーション偏重主義

それでは「うつ病」と「コミュニケーション」とは、いかなる関係にあるのでしょうか。先ほども述べたとおり、かつて人々を駆り立てていた不安は、「生存の不安」でした。飢えること、共同体から疎外されることへの恐怖が人々を勤勉にしたのです。過剰な勤勉さという職業倫理は経済の高度成長をもたらしましたが、そこに過剰適応した執着気質者は次々と失調してうつ病になっていきました。

簡単にいえば、これが古き良きうつ病の物語ということになります。

いつの時代も変わらないうつ病の本質なるものがありうるとすれば、それは「適応の病」という点に尽きるのではないでしょうか。その時代ごとの主流を占める価値規範や倫理観への「過剰適応」が、うつ病のスタイルを決定づけるということ。もしそうだとすれば、執着気質が過去のものになるのは時代の必然でもあったはずです。

ＩＴネットワークをインフラとする現代の新自由主義的社会において、もはや勤勉さは最上の倫理ではありません。詳しい検証は省略しますが、新自由主義のさらなる前提として主流をなす「倫理観」は、先ほど述べた操作主義とコミュニケーション偏重主義です。

操作とコミュニケーションは、互いに互いを前提とするような関係にあります。すなわち、操作の有効性は、おおむねコミュニケーション効率によって決まります。逆に、コミュニケーションの効率は、操作の枠組みがはっきりしているほど高まります。それは教育からナンパまで、あるいは広告から批評まで、いずこでも同じことです。その結果として、コミュニカティブであることは無条件に善とみなされ、コミュニケーションスキルの有無は、就活などをはじめとして、しばしば死活問題に直結します。

ところで、「生存の不安」が建前上は過去のものとなった現代においては、「実存の不安」が前景化してきます。ここで問題となるのは、人々の実存を支える内実です。もはや実存は、個人の行動や業績、ことばや記憶によっては支えられません。それはまずなによりも、コミュニケーションによって支えられることになります。

そう、いまや個人の実存を主に支えているのは、互いに互いのキャラクターを確認し合うような、再帰的コミュニケーションなのです。ここでの再帰性とは、実存（自分のキャラを理解すること）とその記述（他人からそういうキャラとして承認されること）が、相互に強化し合うような循環的な関係を指しています。

このような再帰的なコミュニケーションへの過剰適応は、「そこから降りることができない」という恐怖ゆえのしがみつきをもたらすでしょう。「降りられない」ということは、「自分のキャラを変えられない」「自分のキャラに期待される以外の行動をとれない」ということを意味します。なぜなら、キャラからの逸脱は円滑なコミュニケーションを妨げ、時には仲間内からの疎外につながってしまうからです。

整理すると、こういうことになります。個人の実存はコミュニケーション空間の中でキャラとして確保されるのですが、その結果個人は、自分のキャラを再確認するためだけのコミュニケーションに深く依存するようになってしまいます。だから他者の中で一定のキャラとして振る舞えているぶんには問題は起こりにくくなりますが、いじめやひきこもりなど、なんらかの事情でそれが難しくなると、あっさりと失調してしまうのです。

おそらくこうしたコミュニケーションとキャラへの依存は、しばしば若い世代における「自分には伸びしろがない」「このまま変われない」「成長できない」といった思い込みにもつながっているように思います。さらにこの思い込みは、うつ病に陥ってしまった場合の「治療してもむだ」「自分はもう治らない」といった態度にも結びついています。おそらく「軽いのに治りにくい」という傾向は、こうしたことにも起因しているように思います。

この推測が多少なりとも正しいとすれば、冒頭で指摘したパターナリズムの問題はいっそう深刻になるでしょう。予想通りの批判を繰り返す精神科医は、単に見捨てられるか、批判に依存する患者からのしがみつきを呼ぶだけになるでしょう。

新型うつ病に対する精神療法が、単に社会復帰のみを目指すだけで終わるのでは十分とは言えません。キャラやコミュニケーションだけに依存しない「実存」をどのような形で実現していくのか、この点を考慮する必要があるでしょう。そういう視点からみれば、病気を一つのチャンスとして活かすことも可能かもしれません。

「社会的うつ病」とは何か?

さて、うつ病の社会的背景について、長々と述べてきました。

ここでもう一点、「新型うつ病」の背景事情を付け加えておきましょう。わが国の精神医学界内部の特殊事情について、です。

わが国の精神医学界では、うつ病についての独自分類の伝統がありました。「笠原―木村の分類」などが有名ですが、これらはDSM(アメリカ精神医学会が定めた、精神疾患の分類と診断のための手引き。精神医学の研究者や臨床医にとっては実質的な世界標準)が導入されてからも、臨床家には大きな影響力を持ってきました。「この類型にはこの処方が効く」といった知識が、いわば職人芸のような形で受け継がれてきたのです。

この類型分類は臨床家にとってはきわめて説得性の高いものでした。しかし残念ながら、そこには今で言うエヴィデンス、すなわち統計に基づく医学的根拠は存在しませんでした。この分類が廃れなかったのは、多くの日本の臨床家が「こういうタイプの患者っているよね」という共感によって支えてきたからです。

もっとも、これは何も「うつ病」に限った話ではありません。日本の精神科医は、診断書を書いたり国際学会で発表したりするような場面ではDSM―Ⅳ（DSMの第四版、一九九四年）やICD―10（世界保健機関〈WHO〉が定めた、死因や疾病の国際的な分類）に則った、いわば「世界標準の診断名」を付けます。しかし国内の学会や内輪のケースカンファレンスでは、それとは異なる「伝統的な診断名」で通すことも多いのです。

例えば「対人恐怖症」などがそうです。国際的な診断基準にはこの病名はありませんから、公式には「社会不安障害」や「社会恐怖」と診断名を付ける。しかし内輪では「葛藤の構造が異なるからこの事例は伝統的な『対人恐怖』で」となることが多い。

日本人の精神障害は独特のものであるという発想が基本にあるため、こうしたダブルスタンダードがいまだに続いている。だから「新型うつ」などという〝診断名〟もまた、伝統的なうつとはタイプが異なるという印象に基づいて、国内向けに作られていると考えられます。

〝新型うつ病〟をめぐって「偽性うつ」「ニュータイプうつ」「ディスチミア親和型うつ」などの言葉が量産されるさまをみて、私はつくづく日本の臨床家の「分類好き」を痛感しました。先ほども指摘したとおり、これら日本独自の診断名は、海外ではほぼ通用しません。しかし、ここでちょっと立ち止まって考えてみて欲しいのは、現在乱立しつつある「うつ」の新しい分類によって、過去の分類がほとんど用済みになってしまったかにみえる、という現実です。

そのことをふまえて言えば、現在の分類にしても、〝賞味期限〟がどれほどのものか、どうもおぼつかない気もします。そもそもこうした「独自分類」に、臨床単位としてどれほどの意味があるのか、疑問なしとしません。この種の議論は、当事者にはおよそ資するところのない臨床的うんちくにすぎないのではないでしょうか。

もちろん私もこうした分類を、臨床場面で参考にしたことはあります。しかし率直な感想としては、論文を書くさいには役に立つけれど、治療上の判断にはほとんど影響がありませんでした。どのタイプのうつだろうと、休養と薬物療法、それに精神療法という組み合わせはほとんど変わらないのです。まして、分類が処方に影響することも、ほぼありませんでした。

むしろ新分類の導入によって、「うつ病」はまるで、なんでも放り込める「くずかご」的なカテゴリーになってしまったのではないか。私にはそう思われてなりません。

もっとも、井原裕氏によれば、こうした傾向はDSM－Ⅲ－R（第三版の小改正版、一九八六年）において、「神経症性うつ病」の概念を「気分変調症」として「うつ病圏」に組み込んだ時点まで遡れるようです。その結果、「現代の『うつ病』ファミリーは、たとえていえば、『内因性うつ病』の直系家族ばかりではなく、『神経症性抑うつ』が『内因性うつ病』と政略結婚させられた結果の傍系親族をも含んだ、呉越同舟、玉石混淆の大家族となった」（井原『激励禁忌神話の終焉』日本評論社）のです。

ここで、本書のタイトルに記された「社会的うつ病」なる奇妙な言葉について説明しておきましょう。冒頭でも述べたとおり、私はこの言葉によって、なにか新しい診断概念を提唱しようというつもりはありません。

ただ、ここまで述べてきたように、昨今の「新型うつ病」急増の背景には、多分に社会的な要因が影響を及ぼしていると考えられます。それもさまざまなレベルで。

どういうことでしょうか。たとえば操作主義の影響です。

診断面においても、操作主義は少なからず影響しています。DSMはまさに「操作主義的診断基準」と呼ばれますが、これは病気をその本質において定義づけるのではなく、診断のために必要な操作の集積によって定義づけようという発想に基づいています。

だからこそ原則として「何が原因か」が問われませんし、専門家ではなくても使うことができる。こうした診断基準のもとでは、さきほどの井原氏の指摘のように、うつ病ファミリーはどんどん大所帯になっていきます。もともと「うつ状態」というのはかなり非特異的な症状ですから、これは当然の結果とも言えるでしょう。

病因という面で操作主義がいかなる影響を及ぼしたかについては、これまでくわしく検討してきました。ここでひとつ付け加えるならば、操作主義は「適応レベル」という定量的な基準を病因に結びつけやすい状況をもたらしました。その結果、もともとの性格や直接の原因のいかんを問わず、「うつ病」という病の形式が支配的になったのではないか。最近、私はそうした可能性についても考えています（「すべてが『うつ』になる」現代思想二〇一一年二月号）。

適応度を測るスケールが操作主義的なもの、すなわち「コミュニケーション・スキル」や

「作業能力の高さ」に一元化していくことで、病因論までが一元化していくということ。そんなことが果たしてあり得るのか、疑問がないではありません。しかし、もしそう考えることが可能ならば、たとえば現在起きつつある統合失調症患者の減少とうつ病患者の増加とを、うまく結びつけて説明できるかもしれません。

もともと多様であるはずの個人の資質や環境といった要因が、「適応レベル」に一元化した病因論を経ることで、いったんことごとく「うつ」という病の形式に変換されてしまうということ。その結果、いまや「うつ病」は、さまざまな意味でくずかご的な診断名になりつつあります。

本書のタイトルにある「社会的うつ病」という言葉には、まさに社会的要因によって完全に変質してしまったかにみえる「うつ病」と、うつ病概念を巡って今起きている混乱状況に対するささやかな皮肉がこめられています。

しかし、そればかりではありません。私が見るところ、従来よりもはるかにすそ野が広がり、さまざまな病因の雑居状態となった「うつ病」に対しては、薬物療法をはじめとする特異な治療法にばかり工夫を凝らしても意味があるとは思えません（そもそもSSRIにしても、従来からの「うつ病」ばかりではなく、単なる「憂鬱さ」や内向的性格にも効果があるというふれこみで登場したのです）。

こうした問題の治療については、「人間関係」や「活動」といった社会的な方法論も有効な治療手段であり得る。カエサルのものはカエサルに、というわけでもありませんが、社会的な視点は病因論ばかりではなく治療論にも応用できるのではないか、というのが本書の基本的な発想です。社会的視点に立った治療論、という点に耳目を集めるためにも、あえて「社会的うつ病」という言葉をタイトルに記すことにしたのです。

とはいえ、なにも特殊な治療法についての議論をここで展開するつもりはありません。あくまでも一般外来でうつ病を診ている立場から、当事者や家族を含め、誰にでも応用可能な視点や手法について述べるつもりです。

いずれにせよ、私はこれ以降、「分類」にはこだわるつもりはありません。DSMのうつ病分類は、せいぜいうつの程度しか意味していません。「うつ病」も「うつ状態」も「新型うつ」も、要するに「デプレッション（depression）」です。

「うつ」は「うつ」、それで十分。それが本書における基本的な考え方です。

第二章　もしあなたがうつ病になったら

――治療の勧め――

薬物治療

うつ病になったら治療を受けること。それは言ってみれば当然のことです。

現代の新型うつ病に対して勧められるのは、薬物治療と精神療法、とりわけ認知行動療法（うつ病の原因となるような、いびつで不合理な思考のパターン〈スキーマ〉を修正する治療法。ものの見方や考え方、行動パターンなどに直接的に働きかける手法がとられる）が典型ということになるでしょう。

もちろん私も、そうした治療から着手するようにしています。とりわけ薬物療法の比重は大きい。治療の目標は、できるだけ短期間で終結して、しかも再発を起こさせないことです。そのためには、休養と必要最小限の薬物で治ることが、経過としては最も望ましい、と私は考えています。

いまだに抗うつ薬をはじめとする向精神薬を、精神を破壊する麻薬・劇薬と同一視して忌み嫌う「専門家」もいるようですが、医学的にはナンセンスな主張というほかはありません。確かに一部の臨床家による多剤併用や薬漬けといった問題は存在しますが、それはその治療者の知識もしくは倫理性の問題であって、薬の罪ではないでしょう。ですから私は、うつ病の増加は製薬会社の陰謀、といった議論にもあまり関心はありません。

要は抗うつ薬が有力な治療手段の一つではあるけれど、決して万能ではないこと、使い方一つでいくらでも「毒」になりうること、といった常識を忘れずにおけば済むことでしょう。

薬物の使用についても私なりの指針はありますが、それは一般書の内容と大差ありませんから、本書ではくわしくは触れません。ただ率直に言えば、私は必ずしもSSRI以降の新しい抗うつ薬を全面的に信頼しているわけではありません。若い患者には最初からSSRIを出すことも多いのですが、もう少し年齢が上の患者には、より副作用の少ないタイプの三環系抗うつ薬（最初期に発売された第一～第二世代の抗うつ薬。一般には眠気や口渇などの副作用も強い）から出すこともしばしばあります。

私自身の「感想」を言って良ければ、SSRIは言われるほど副作用が少ないわけではなく、三環系はSSRIに駆逐されるほど副作用だらけの薬ではありません。たとえばロフェプラミン（アンプリット）という薬は、三環系に分類されますが、SSRI以上に副作用が出にくい印象があり、私は軽症事例でよく使います。内科系のドクターにも、うつとおぼしい患者に出会ったら、SSRIよりも少量の三環系抗うつ薬からはじめたほうがいいですよ、と勧めることが多いほどです。

また、時として「減薬」がうつ状態を劇的に改善させることも述べておきましょう。

ある五〇代の女性のケースですが、もうかなり病歴も長く、次第に不眠や食欲不振が悪化していて、いくら処方内容を変えてみてもちっとも改善しないということがありました。たまたま彼女が熱を出したため、抗うつ薬を半分以下に減薬したところ、もろもろの症状が一気に改善して驚いたことがあります。

長期間、中等量以上の服薬を続けてきたケースでは、思い切って減薬してみることで状況が変わることもあり得るということ。もちろん急な減薬・断薬には危険も伴いますから、患者さんご本人が独自の判断で薬をいじることには賛成できませんが、主治医と相談しながら慎重にやってみる価値は十分にあるでしょう。

認知行動療法・対人関係療法について

精神療法としては、現在では認知行動療法が一般的な手法とされています。ただし、私の臨床では、必ずしもこの手法を用いることはしていません。患者さんが望んだ場合は、臨床心理士に「外注」することはありますが、その有効性については今ひとつ「自信を持ってお勧めする」というほどの手応えを感じていない、ということもあります。まして一般的な外来で精神科医が実行するには、手間も時間もかかりすぎる、というのが正直なところではないでしょうか。

私自身も、自分の抱えていた難しい事例が、この治療法によってようやく改善をみたという経験を持っていますから、その有効性については私なりに理解しているつもりです。そのうえであえて言うのですが、この治療法の限界は、やはり「適応」、つまり向き不向きがかなりある、という点ではないかと思います。

端的に言えば、治療意欲がしっかりしていて持続力もあるケースには向いていますが、治療意欲が不安定な場合は効果が上がりにくかったり、治療そのものが中断してしまいやすい、といった傾向があることです。また、理論上は本人の認知や行動のパターンに変化を起こしていくことが中心に来る技法なので、人間関係をはじめ、はっきりした外的ストレスがあるような場合については難しいかもしれません。

さらに言えば、ひきこもり傾向が強いようなケースには不向きであると私は考えています。動機づけの問題に加えて、認知や行動に修正を加えたとしても、ひきこもり状態そのものが変わらない限りは、その変化を確認したり治療を先へ進めたりすることが難しいからです。つまり、私が普段外来で診療をしているようなケースには、あまりこの治療法は向かない、ということになります。

もっとも認知行動療法は、数多くの精神療法のなかで、その有効性にしっかりしたエヴィデンスが確認された数少ない治療法のひとつです。関心のある方はいくつもある関連書籍を手にとってごらんになることをお勧めします。

うつ病の精神療法としてもう一つ、エヴィデンスの確立した手法が知られています。それが「対人関係療法」です。これは重症のうつ病に関しては、認知行動療法以上に効果的であるともされており、本書の考え方にかなり近い手法でもありますから、ちょっと詳しく説明しましょう。

対人関係療法は、うつ病の症状と対人関係の問題との関連性に焦点を当て、その問題解決を目指すものです。患者と家族・恋人・親友などの「重要な他者」、すなわち患者の情緒に大きな影響をもたらす他者との関係性に注目し、そこにある問題を明らかにしていきます。この手法は、コミュニケーション分析の考え方も含めて、私の構想にかなり近いところがあります。

ただ、こちらも高度の専門性が必要であることと、保険診療が適用されないなど、やはり日常の外来で実行するには制約が大きすぎるように思います。一般的な外来は、一日あたり数十人の患者を診察する形になりますから、こうした手法は、そのエッセンスだけを部分的に活用するか、あるいは希望する人は自費で専門外来などに通うということが必要となるかもしれません。

「環境調整」という考え方

ところで私の考えでは、うつ病治療で個人精神療法に並ぶ、あるいはそれ以上に重要なことがあります。それが関係の調整を含む「環境調整」の考え方です。

まさにこの「環境調整」の重要性という点で、うつ病治療はひきこもり問題と接点を持ちます。ひきこもりもうつ病も、周囲からの不適切な対応によって悪化しやすい点が共通しています。また、周囲の病気に対する誤解や間違った対応のあり方には一定のパターンがあり、専門家による啓発活動によって改善することが可能です。

現在、私が患者本人の治療と同じくらい重視しているのが、患者家族からの相談に乗ることです。問題を抱えてしまったわが子、あるいは配偶者への接し方に悩んでいる家族は少なくありません。しかし患者本人も、うつ病に関する理解が十分ではない家族の言動によって傷つけられ、あるいは強いストレスにさらされています。このため、家族の対応が変わることは、それだけで本人の改善につながる場合があるのです。多くの当事者にとっては、しばしば家族が環境であり世界であるため、その対応の指導と変化は、そのまま環境調整ということになるのです。

会社員のうつ病も、青少年のひきこもりも、いまや社会問題と言ってよい規模に至っています。これほどの広がりを持つに至った問題に、基本的には個人にしか対応できない専門家だけで対応するのはそろそろ限界のように思います。もっとも望ましいのは集団的な予防であり、次いで望ましいのは、早期発見と早期治療を可能にするような治療的システムの構築でしょう。

このところ「早期治療」の議論が盛んになされていますが、あまりにも早い段階での治療的介入には慎重であって欲しいと私は考えています。しかし、患者数がこれほど急増しつつある昨今、治療のあり方も大幅に見直すべき時期にさしかかりつつあるというのもまた現実というものではないでしょうか。

そうした中で、個人精神療法の繊細な味わいややりとりの機微が犠牲にされてしまうという危惧も出てくるでしょう。予防にせよ早期治療にせよ、こうした方法論は、いかにも粗っぽく即物的であり、患者集団をマスとしてしかみようとしていない、と批判の声が上がるかもしれません。しかし、本当にそうでしょうか。

私はなにも「個人精神療法の時代は終わった」とか、「これからは治療者個人ではなく治療的環境こそがひとを癒すのだ」などと過激なことを主張したいわけではありません。個人とシステムを対立させるのではなく、たとえば個人精神療法で得られた知見をシステムにフィードバックし、あるいはシステムで対応しきれない部分を個人精神療法で補完する、といった形で融合をはかれないものかと模索しているのです。

なぜ軽いのに治りにくいのか

なぜこのような「個人から環境へ」という変化が起こりつつあるのか。この点に関して、社会的背景については前章でくわしく述べました。このうち治療上の鍵を握っているのは「軽症化」の問題です。

本書でもくり返し強調しているように、かつての典型的「うつ病」に比べれば、現代型、あるいは未熟型と言われる現代のうつ病はずっと軽症にみえます。軽くなったぶんだけ治りやすくなったなら結構なことなのですが、残念ながらそうはなりませんでした。むしろ治療は難しくなったとも言われています。

軽いにもかかわらず、治りにくくなったのはなぜでしょうか。

心の病は、軽くなると、そのぶんだけ外部要因の影響を受けやすくなります。

そもそも重症な場合は、最初から症状による苦しみの比重が大きく、そのぶん周囲の人と関わること自体が難しくなります。「環境」との関わりが小さいぶんだけ、受ける影響も小さくなります。しかし軽症の場合は、周囲との関わりが多く、また周囲も「わがまま」「怠け」としか見なかったりするため、ストレスも大きくなります。

軽症の病は、病気よりも「生き方の問題」に近いところがあります。だとすれば、そこにはもともとの性格や家庭環境、あるいは職場や人間関係のストレスなどが、大きな影響力を持つでしょう。軽いのに治療が難しい理由のひとつは、このように、病気に影響する要因が多様化・複雑化したためとも言えます。

軽症化の時代に似つかわしい言葉に「サブクリニカル」という言葉があります。

これは、病的ではあるけれど、必ずしも緊急に病院での治療を必要とはしない、というほどの意味になるでしょうか。近年、精神障害全般が軽症化するとともに、多くの若者がサブクリニカルな問題を抱え込むようになりました。このような傾向が強まるとともに「精神医学」とは別に、あえて「メンタルヘルス」という区分を強調しようとする動きもみられるようになりました。

軽く精神を病んでいる、というほどの意味で「メンヘラー」といった言葉が使われる場合もありますが、彼らの多くは本やネットからさまざまな情報を得ています。前にも述べたように、心理学化の影響もあって、治療に関する知識が豊富なぶんだけ、「すれっからし」になりやすい。残念ながらこういう人に対しては、治療も十分な成果を挙げにくいところがあります。治療によって起こりうる変化があらかじめ予測できてしまうと、変化そのものが起こりにくくなるためです。

「ひきこもり」や「家庭内暴力」が典型ですが、必ずしも本人が深く病んでいなくても、あるいは周囲の家族の「病理」がそれほど深い物でないにもかかわらず、こうしたサブクリニカルな問題が起こることがあります。

従来、精神疾患の要因として、遺伝的要因、生物学的要因、心理的要因、環境的要因、社会的要因がしばしば指摘されてきました。多くの疾患はこれら複数の要因が複合した結果と言えるでしょう。しかし本書でとりあげるタイプの「うつ病」、いわゆる「新型うつ病」の問題とは、生物学的にも社会的にもおよそ問題のない状況下で、主として心理的要因として生じてくる、ある種の病理の問題と考えて良いように思います。心理的、と断定できるのは、それが明らかに「状況に対する反応」として生じているためです。ただその「状況」が、われわれの「常識」からすれば、かなり些細なストレスにしか思われないため、彼らはしばしば「仮病ではないか」「単なるわがままではないか」と言われ続けているのです。

おそらくこのパターンは「ひきこもり」が典型でしょう。不登校やひきこもりの始まりは、環境に対する正常な反応として生ずることも多いからです。ストレスやいじめ、あるいは挫折体験などへの反応、ということですね。

その限りでは正常な反応ですから、休養すれば回復することもあります。しかし、ひきこもってしまったことに対して被害的・自責的になったり、ひきこもっている自分に対して自己嫌悪に陥ったりすると、ひきこもり状態から抜け出すことがきわめて困難になります。ここから先は悪循環の連続です。「ひきこもっている自分はダメな人間だ」「ダメな人間がいると社会に迷惑がかかるから出て行けない」「社会に出ていく気になれない自分はもっとダメだ」といった堂々巡りが続いていきます。

この結果、病気としてはそれほど重くないにもかかわらず、まるで慢性の統合失調症患者と変わらないような低い適応状態に甘んずることになりがちです。

少なくとも「新型うつ病」と呼ばれる患者のうちの一部は、このひきこもり状態と似たような形で経過がこじれ、長期化することが起こっているように思われます。

だれが「犯人」なのか

このような場合、いったいどこに原因があるのでしょうか。

社会、家族、個人、いずれの責任が一番重いことになるのでしょうか。これは、きわめて難しい問題です。強いて言えば、問題は常に「関係」の中にあるとも言えるでしょう。個人と家族、個人と社会、あるいは家族と社会、それぞれの関係の中に、です。

個人、家族、社会のそれぞれに、はっきりと指摘できるような病理がなかったとしても、それぞれの「関係」が病理性をはらんでしまうことがある。その関係いかんでは「健常」でありえたはずの「個人」に、病理的な状態を強いるもの。この関係的要因を、私はかつて「病因論的ドライブ」と命名しました（『思春期ポストモダン』幻冬舎新書）。

「病因論的ドライブ」は、たとえば「病理なき個人」と「病理なき社会」との〈間〉で作動し、その関係性を病理的な方向に引き寄せてしまいます。たとえ「うつ病」と診断されるのは個人であっても、病んでいるのはその個人だけで、周囲の家族は健康なのだから問題ない、ということにはなりません。本人の健康度は高いのに、家族との「関係性」のほうが病んでいると、それが個人においては「うつ病」と呼ばれうるような状態を呈してしまうのです。

例えば、仕事はできないが遊びには行けるといった軽いうつ状態の場合、はじめ周囲は本人を「怠け」として扱ったり、叱咤激励して職場にもどそうと躍起になります。治療という視点からすれば困った対応ですが、世間的に考えれば常識的な対応とも言えます。しかし、そうした対応をされることで本人は、自分自身でも自責の念に駆られながら、ますます動けなくなっていきます。つまり、より重症になっていくのです。

本人の健康度が高く、周囲もそれほど病んでいるわけではない。にもかかわらず、こうしたことが起きる最大の理由は、精神分析家ジャック・ラカンが述べたとおり、私たちが言語という大いなる他者とともにあるという意味で神経症者であることに原因があります。さきほどの例で言えば、もともと軽い病気でも、叱咤激励や自責の念といった、言葉を介した葛藤が加わることで、本来の問題がさらにこじれてしまうように。

もし私たちの言動が、純粋に脳の働きだけで決まるとしたら、ひきこもりや「新型うつ」はずっと起こりにくかったと私は考えます。言語によってもたらされた内省の構造こそが、病因論的ドライブを介して、私たちの状況を自然治癒とは反対の方向に向かわせているのですから。もっとも、このあたりの議論はかなり込み入ったものになりますので、ここは一応「そういうもの」として読み飛ばしていただいてもかまいません。

ただ、ここで最低限理解していただきたいのは、「うつ病」が起きたからといって、必ずしも「犯人」がいるとは限らない、ということです。先ほども述べたとおり、「個人」「家族」「社会」がそれほど深刻な病理や問題を抱えていなくても、それらの「関係」が病むことで、個人が「うつ病」になることもあり得るのです。そういう点から考えても、「犯人捜し」にはあまり意味がありません。

本書が家族をはじめとする周囲の対応のあり方を重視するのも、「周囲が悪いからうつ病が起こる」と言いたいからではありません。「なぜ病んだか」を問うのではなく、病をこじらせないためにはどうすればいいか、すなわち「病因論的ドライブ」がこれ以上発動しないためには何ができるか、この点を理解してもらうことが重要であると考えるからです。

「病因論的ドライブ」の考え方は、「ひきこもり」や「新型うつ病」をはじめとする、サブクリニカルな問題における環境調整の重要さを理解する上では、それなりに有効なアイディアであると思います。むしろこの視点を取らない限り、「家族療法」や「ケースワーク」ではなく「環境調整」が必要である理由がみえにくくなるのではないか。オーソドックスな精神医学の側からは異論も多いかもしれませんが、従来のうつ病の本があまり触れていない問題だけに、あえてこうした視点をとることで可能となる対応について考えてみたいと思うのです。

「心の強さ」とは

いままでの説明を読まれた方の中にも「仕事のストレスくらいでうつ病になるなんて、本人の心が弱いとしか言いようがないではないか」と感じた人がいるかも知れません。ではあなたは「心の強さ」をしっかり定義できるでしょうか。私にはどうも、多くの人がこのあたりのことをいい加減にしたまま、漠然と「心が弱い」とか「強い」とかの「お喋り」に興じているようにしか見えません。

誰にでもストレスはありますが、同じストレスを受けていても、それで病気になる人もいればならない人もいます。もちろんストレスの受け止め方にも個人差はありますから、いちがいに比較することはできません。同じようにひどい職場にいるからといって、みんながそこから同じ大きさのストレスを受け取っているとは限らない。失業や離婚といった大きなライフイベントに際してすら、そうした経験を乗り越えてタフに生きられる人もいれば、うちひしがれて立ち上がれなくなる人もいます。

　こうした違いは、なにによって生ずるのでしょうか。

　たとえば「心が強い人」という言葉から、私たちは「強靱な意志を持った個人」を連想するでしょう。なるほど、それはそれで間違いではない。しかし本当に、それだけでしょうか。心が強い人を私たちはどう形容するでしょうか。意志がかたい？　志操堅固？　不撓不屈？　しかし、堅さはしばしばもろさにもつながります。ならば、融通無碍で柔軟である方が望ましいのか。なるほど柔軟で融通が利く人は適応力は高いかもしれませんが、そのぶんカルトやマルチ商法などにはまってしまいやすいという弱点も持っています。

　また、ある社会でのびのびと活動できるような性格特性が、別の社会では不適応につながってしまうようなことも良くあります。ある精神科医はなかば冗談で、アメリカ人にとって標準的な性格傾向は、日本人なら軽躁状態が該当する、と言っていました。日本ではあまりお喋りで活発すぎる人はしばしば敬遠されますが、アメリカではそれが普通だ、ということです。つまり、同じ軽躁状態であっても、日本では不適応に、アメリカでは適応にみなされてしまう、ということです（これはあくまで冗談で、ことはそれほど単純ではないと私は考えますが）。

　つまり「心の強さ」というものは簡単には決められない、ということになります。

「適応」を基準に考えるなら、頑固であることが有利にはたらく場所もあれば、優柔不断である方が生き延びやすい場所もあるでしょう。学生時代までは人生を謳歌していたのに、就職したらとたんに挫折してしまった、などというケースも珍しくありません。象徴的な存在は、やはり皇太子妃の雅子さまでしょう。雅子さまは一般社会においては、はっきりと「強い側」の人であったと考えられます。ところがその雅子さまですら、あの「日本一の旧家」にはなじめなかった。少なくとも、私にはそう見えます。

ちなみに雅子さまの診断は「適応障害」と公表されていますが、直接診察をしていない私のような立場からは、どうしても環境のストレスに起因する「うつ病」的な印象を持たざるを得ません。もともと「適応障害」と「うつ病」の境界には曖昧なところもありますし、治療にも共通点は多い。二〇〇四年に診断が発表されてから七年近くが経過していることを考えても、「うつ病」として慢性の経過を辿っている可能性が否定できません。

もし雅子さまが、およそ主体性というものを持たず、規範や制度に依存しなければ生きていけないような、伝統的な意味で「か弱い女性」であったなら、あるいは制度を丸呑みにすることで、案外したたかに皇太子妃を演じられたかもしれません。ただ、近代教育を受けた皇太子妃が、そうした女性に魅力を感じることはなかったでしょうから、なかなかうまくいかないものですね。

第三章　「レジリアンス」とは何か

「心の強さ」の理論モデル

精神医学で近年よく言われるようになった概念に「レジリアンス」というものがあります。私はこの概念が、精神医学的に「心の強さ」を示す上で、最も適当なものではないかと考えています。

加藤敏氏によれば、従来英米圏で力を持ってきた精神疾患の理論モデルは、おおまかに言って①脆弱性モデル、②ストレスモデル、③生物心理社会モデル、の三つということになります（「現代精神医学におけるレジリアンスの概念の意義」『レジリアンス―現代精神医学の新しいパラダイム』金原出版）。

①脆弱性モデルとは、個体がもともと持っている生物学的な脆弱さ、すなわち遺伝的な弱さや脳神経系そのもののもろさなどを病気の原因として想定するものであり、②ストレスモデルとは、ＰＴＳＤのように、外部からの激しいストレスを病気の原因として想定するモデルです。③生物心理社会モデルは、これらの脆弱性やストレスに社会的な要因を加えて、それらの複雑な相互作用のもとで病気を理解しようというものです。

以上の理論と比較して考える時、レジリアンスという考え方の新しさは、大きく分けて二つあると考えられます。

一つは、あまりにも生物学的還元モデルに傾きすぎた現代精神医学への反省、ということがあります。それは加藤氏によれば「生物学的身体の上位に位置し、言語を基本的な骨格とする文化的身体に裏打ちされた心身複合体、あるいは実存としての主体における自己再構成（あるいは自己組織化）の動きに注目した概念」ということになります。

もう一つは、従来のモデルではあまり強調されてこなかった予防的視点にも理論的射程が及んでいるという点です。

レジリアンスは、「ある程度の脅威や厳しい悪条件においても、それを乗り越えていくために機能する能力、上手く適応するプロセス、あるいは帰結」などと定義されています。また、レジリアンスに影響を与える保護因子としては、例えば、性格特性、自尊心の高さなどの個人的要因や、家族の凝集性や温かさ、肯定的な親子関係などの家族要因、友人や教師からのサポート、学校での肯定的な経験などの社会的環境要因があるとされます。

これを評価する尺度もありますので、参考までに挙げておきましょう（次頁）。

一般人の平均点は八〇点ほどだったようですが、うつ病患者では六〇点以下と低い値になったという研究もあります。ここでは点数よりも、どんな項目がレジリアンスの尺度に採用されているかを理解していただくために提示しました。

オルソンらによれば、これらのリソースを十分にそなえている人は、リスク状況に対し建設的に適応できる、つまり、レジリアンスが高められるといわれているのです。

コーナー・デヴィッドソンのレジリアンス・スケール（CD-RISC）

	説明 以下の各項目について現在のあなたの特徴に「当てはまらない」から「当てはまる」の５段階評価でいちばんぴったりくるところに○をつけてください。	当てはまらない	あまり当てはまらない	どちらともいえない	やや当てはまる	当てはまる
1	変化に適応できる	0	1	2	3	4
2	親密で安心できる関係	0	1	2	3	4
3	時折、運命や神が助けになる	0	1	2	3	4
4	来るものは何でも対応する	0	1	2	3	4
5	過去の成功が新たな挑戦の自信を与える	0	1	2	3	4
6	物事のユーモアのある面をみる	0	1	2	3	4
7	ストレス対処を強化する	0	1	2	3	4
8	病気や困難からすぐに立ち直る傾向	0	1	2	3	4
9	物事は故あって起きる	0	1	2	3	4
10	どんなことがあっても最大限の努力をする	0	1	2	3	4
11	自分の目的を達成することができる	0	1	2	3	4
12	絶望的なようでも諦めない	0	1	2	3	4
13	どの時点で助けを求めるべきかを知っている	0	1	2	3	4
14	行き詰まった中でもはっきりと集中し考える	0	1	2	3	4
15	率先して問題解決をする方を選ぶ	0	1	2	3	4
16	失敗してもすぐにがっかりしない	0	1	2	3	4
17	自分を強い人だと考える	0	1	2	3	4
18	嫌われるあるいは困難な決定ができる	0	1	2	3	4
19	不快な感情を処理できる	0	1	2	3	4
20	直感で行動せざるを得ない	0	1	2	3	4
21	強い目的意識	0	1	2	3	4
22	生活をコントロールしている	0	1	2	3	4
23	挑戦することが好きである	0	1	2	3	4
24	自分の目的を達成するために働く	0	1	2	3	4
25	自負心	0	1	2	3	4
		合計				点

プラセボ効果もレジリアンス？

ここで、ひとつの興味深い実験を紹介しましょう。

ひとつめはスタッセンらの研究です。

彼らは三〇〇〇例近い事例に対して抗うつ薬とプラセボ（偽薬）を投与し、その反応を比較しました。その結果は、きわめて興味深いものでした。

投薬によって改善したグループの治療成績は、抗うつ薬とプラセボでほとんど差がなかった、というのです。これは一体、どういうことでしょうか。

この結果からはさまざまな仮説が考えられます。たとえば「抗うつ薬は本当に効いているのか」という疑問もここから出てくるでしょう。

スタッセンらは、こう考えました。うつ病患者においては共通の生物学的な抗病力因子（resilience-like-component）があり、抗うつ薬もプラセボも、単にその引き金をひいているだけではないか。もしこの仮説が正しければ、再発予防と称して抗うつ薬を長期間服用し続けることは、間違った行為ということになってしまいます。

もっとも、別の説では、こうしたプラセボ効果そのものが、レジリアンスの現れであるとされてもいます。どういうことでしょうか。かつての成功体験、すなわち抗うつ薬が有効であった経験を、将来への期待や希望につなげる能力という意味ですね。

もっとも、治療の本質がプラセボ効果で良いのか、という異論もあることでしょう。なぜならプラセボが効くということは、「だまされやすさ」を意味していると考えることも可能だからです。「信ずる者は救われる」という諺は、肯定的な意味にもとれますが、いくぶん皮肉な言葉として使われる場合もあります。

しかし私自身は、自分の病気がプラセボ効果で治るならそれが最高だと考えています。見方を変えるなら、プラセボで治るような病気は、「病は気から」の典型であって、実際に身体が病んでいるわけではない。ならば、そんな病気に毒性も決して低くはない向精神薬を用いるよりも、薬理作用ゼロの砂糖玉か何かで治した方がずっといい。神田橋條治氏もプラセボの治療を最上のものとしています。ついでに言えば、氏はバッチフラワー・レメディという民間療法をしばしば推奨しています。

「良い意味でのプラセボ効果」という視点から、時にはオーソドックスな治療と並行して、ちょっとした民間療法を使ってみるのは悪いことではない。私はそう考えています（もちろん法外な料金を取ったり、西洋医学をすべて否定するような民間療法は論外です。それは単にカルトですから）。それは一時的に脳をだまして、身体にほんらいそなわった自然治癒力を引き出す手段と考えることも出来るからです。プラセボで治った、という経験がレジリアンスを高める、ということだって十分にありうるでしょう。ここでレジリアンスを支えているのは、おそらく肯定的な想像力です。

レジリアンスを活かす治療

プラセボ効果については、こんな研究もあるようです。

プラセボ効果が現れやすい患者には、次のような特徴があるとされています。

（1） 他者との持続的パートナーシップがある
（2） 自責的にならない自己寛容さがある
（3） 病気に対してポジティブな意味づけができている

これらは生物的な要因というよりは、社会的・心理的要因になりますが、いずれもそのまま個人のレジリアンスを高めるであろうことは容易に想像できます。

こうした要因を眺めていて思うのは、ハインツ・コフートの提唱した「成長する自己愛」のモデルです。これについては後の章でくわしく触れますが、これは言い換えるなら、よりバランスの取れた「自分を大切にする技術」の獲得のことでもあります。幼稚な自己中心性だけでは、社会には適応できません。他者にも配慮しつつ自分も活かすような、成熟した自己愛のありようが重要なのです。

今まで見てきたように、うつ病のレジリアンスモデルを検討すればするほど、望ましい心理的モデルとは要するに、より安定し、高い成長可能性を秘めた自己愛を持つこと、というふうに思われてきます。柔軟性、ポジティビティ、自己コントロール感、客観性、目的指向性などの要素も、健康な自己愛を維持していく上では欠かせないものばかりです。

うつ病の再発をくり返す人とくり返さない人との特徴を比較してみても、この点の違いはかなりはっきりしています。再発をくり返す人は、なんらかの原因で傷ついた自己愛の修復がうまくいっていない。具体的には、ある特定の目標に対する固執をあきらめられないこと、余裕を削るような形でしか努力できないこと、対人関係が少なく自分を受容し支援してくれるような人的リソースに乏しいこと、などが挙げられるでしょう。

レジリアンスとしての「健康な自己愛」モデルにとって、治療はどのようにあるべきでしょうか。

まず第一に、それは患者のプライドを尊重するものでなくてはなりません。そのためには、こちらの意見を押しつけたりお説教をしたりせずに、理詰めの説得も必要最低限にとどめ、できるかぎり本人の「気付き」を優先しながら、上手に自発性や意欲を引き出していく。そうした工夫が必要になります。

そのためには、病気としての側面ばかりではなく、患者の中の健康な部分に注目しながら、そこをより活性化するような働きかけが望ましいのは言うまでもありません。

その意味で、患者の「物語」を大切に扱う必要があります。うつ病、うつ状態にある人は、過去に対しても未来に対してもネガティブな感情を抱きがちです。しかしこれは自己愛システムの悪循環（後述します）によるもので、ここからはネガティブなストーリーしか産出されない仕組みになっているのです。言い換えるなら、自己肯定的になれるためのストーリー構築が可能になるように誘導することも治療者の役目と言えます。「ストーリー」という表現をしているのは、単なる「事実」を素材とした場合、そこから否定的な物語を作り上げるのも肯定的な物語を作り上げるのも「フィクション」という意味では同じことだからです。

同じ意味で、病気のポジティブな意味づけに協力することも大切です。少なくとも病気は一時的なものであり、せっかく病気になったのだからこの機会を利用して自分の成長に役立てようという考え方があってもいい。

漫然と休養させるのではなく、本人の状態にみあった活動を一緒に考えること。うつ病に対しては休養。この原則は状況が許す限り通すとしても、ただ休めば良いというものではありません。むしろうつ病と診断された場合、「休養の質」こそが一番重要になってくるのかもしれません。それほど重篤ではないうつ病患者さんの場合は、この時期にいかに他人と関わるかということが大変重要なテーマとなります。この点については章を改めて述べることにします。

薬物は補助的な位置づけのものとして、自己コントロール感を向上させるために使用することが望ましいと考えます。さきほどプラセボの話をしましたが、要は「治ればいい」わけで、結果オーライと考えてください。ですから場合によっては、サプリメントももちろんＯＫです。

副作用や依存性がなく、安全で安価に入手できるものなら、なんでも構いません。

私が本書において、より詳しく検討を試みたいと考えているのは、このレジリアンスという視点から考えた場合の「対人関係」や、仕事を含むさまざまな「活動」の持つ意義についてです。

「対人関係」と「活動」の意味

私の知る限り、いずれも従来のうつ病臨床においては、あまりかえりみられないか、時には敬遠されるべき有害刺激という扱いを受けてきた要因です。しかし私は、ひきこもりの臨床を通じて、「対人関係」や「対人刺激」の持つ意味を、しばしば考えさせられました。その具体的な事例については第四章で述べますが、ここではこの問題を考える上でたいへん参考になった、ある本の紹介からはじめましょう。

作家のアンドリュー・ソロモンが自らのうつ病体験に基づいて書いた『真昼の悪魔』(原書房)という本です。自らの陥ったうつ病から抜けだすべく、精神分析から薬物療法、あるいはいくぶん怪しげな代替医療に至るまで、さまざまな治療を試みながら悪戦苦闘する作家の赤裸々な告白が記されます。本書は多くの人々の共感を呼び、アメリカではピューリッツァー賞の候補にもなったベストセラーです。

ソロモンの病状は「新型うつ病」とはまるで異なりますし、正直に言えば本当に「うつ病」

だったのか、境界性人格障害などの可能性もあるのではないか、といった疑問はあるのですが、それでも本書の記述には、レジリアンスを考える上で、さまざまなヒントがあるように思います。

なかでも私がいちばん感銘を受けたのは、著者がクメール・ルージュによる大量虐殺の舞台となったカンボジアを訪ねた際のエピソードでした。

作家は首都プノンペンで孤児やうつ病女性の支援に取り組んでいる小柄な女性、パリー・ヌオンに出会います。近代的な設備も薬物もろくにない環境で、過酷な経験からうつ病を発症し、医師からも見放された重症な女性たちを彼女は何人も救ってきました。いったい、どんな方法を使ったのでしょうか。

彼女自身が娘を殺され、自らの命も危険にさらしながら生き延びた経験を持っていました。自分と同じくトラウマ被害をうけた女性たちのために、彼女はサイコセラピー・センターを開設します。そこで彼女は、どの女性からも三時間をかけて、それぞれの体験をじっくりと聴きました。場合によっては定期的に訪問して聴取を重ね、相手の女性から全面的な信頼が得られるまでそれを続けました。

この初期段階の後に、三段階のシステマティックな対応が控えています。

まず第一に、「忘れる」ための練習です。刺繍や機織り、楽器の演奏やテレビの視聴などをしながら、過酷な経験を忘れる練習をするのだといいます。

第二段階は、「働くこと」です。掃除や子どもの世話、あるいは専門的な職業に至るまで、何でも構いません。それはプライドを回復するために必要なことなのです。

第三段階は「愛」。これがいちばん重要なところなので、引用します。

「私は差し掛け小屋みたいなものを建て、そこに蒸し風呂をこしらえました。(中略)清潔を保てるようにみんなに蒸し風呂を利用してもらい、お互いにマニキュアやペディキュアをする方法、爪の手入れの仕方などを教えます。自分がきれいだという感覚をもってもらいたいから。そして彼女たちは、自分がきれいなんだという感覚を本当に必要としているのです。また、ほかの人々の身体に触れること、他人のケアに自分の身体をまかせることを指導します。それが彼女たちに共通している苦しみ、つまり肉体的な孤立感から救い出し、感情的な孤立感を崩していけるからです。一緒に身体を洗ったり、爪を磨いたりしているうちに、おしゃべりを交わすようになり、少しずつ他人を信じることを覚えていって、最終的には、どうやって友人を作るかを覚えるのです。そうすれば、ふたたびこれほどの孤独にまみれ、これほどの一人ぼっちに耐えねばならない日は二度とこないでしょう。自分たちの物語を、私以外の誰にも打ち明けなかったことを――そうした物語をお互いに話し始めるようになるのです」

彼女はグルーミング(身づくろい、毛づくろい)を治療の手段として活用しています。まさに究極の「人薬《ひとぐすり》」です。人と人の親密な接触は、それ自体が治療的であり得るということ。それは私の治療経験からはほとんど自明のことですが、パリー・ヌオンの言葉は、私の経験にきわめて雄弁な傍証を与えてくれるのです。

さて、彼女の話にはまだ続きがあります。

第三段階の後に、「最後の段階」があるというのです。「いちばん大事なこと」を教える段階です。それは、忘れること、働くこと、愛することが、「三つの別々の技術ではなくて、大きな全体の部分であり、だから三つを同時に、それぞれをほかの一部分として実践していけば、さらに違いが出てくるということです」「そしてやり遂げたとき――そう、そのときこそ、彼女たちはふたたび世界へ飛び込んでいく準備が整うのです」。

もちろん異論もあるでしょう。ここで治療の対象となっているのは、その大多数がＰＴＳＤ事例であってうつ病ではないのではないか、といった。実は、私もそう思います。しかし私は、ここで彼女が開発した治療法は、ＰＴＳＤであろうとうつ病であろうと、診断に関わらず一定以上の成果を挙げるであろうと確信しています。

人の共同体が持つ治療的な力は、診断を問わない有効性を持っている。実はそのような試みは、これまでも複数なされています。有名なところでは、ほとんど薬物を使わずに統合失調症患者の治療に成果をあげているスイスのグループホーム「ソテリア・ベルン」の試みがあります。ごく普通のアパートで複数の患者と支援者が共同生活を送りながら、支援者との対話や助言、関係性の力によって症状の改善をはかろうというのです。家事の分担やミーティングの重視、ついで地域でのグループ活動やレクリエーションへの段階的参加を経て、もとの社会生活へと復帰していくという過程においても、「人薬」の力は大きな役割を果たしています。

日本では「べてるの家」の試みが良く知られています。これは北海道浦河町にある精神障害をかかえた当事者の共同体で、小規模授産施設や共同住宅、グループホームや福祉ショップといった活動の拠点になっています（関心のある方には斉藤道雄『悩む力』みすず書房　などをお勧めしておきます）。

治療というものの考え方に多少の違いはあれど、私から見れば、「人薬」の活用という点では良く似たものに見えてしまいます。

第四章　「人薬《ひとぐすり》」はなぜ効くのか？

自己愛の脆弱さ

さきほど述べたように、「新型うつ病」の回復にあたっては、「人薬」、すなわち対人刺激が大きな意味を持つようになります。これはおそらく、自己愛の脆弱さが、彼らの病理につながっているためと考えられます。

自己愛が弱い、といっても、もちろん自己愛がないわけではありません。「自分という存在が大切である」という感覚が、とても不安定であるという意味です。うつ症状と自己愛の安定性が緊密に絡み合っているために、自己愛が損なわれる場面では容易にうつに陥り、自己愛が安定する場面では、あっさりとうつから回復する、ということです。いずれが先かの判断は難しいところですが。

自己愛という言葉から、「わがまま」とか「自己中」といった言葉を連想した人もいるかもしれません。しかし自己愛の意味は、もちろんそれだけではありません。「自分はかけがえのない存在である」とか、「生きていて良かった」といった感覚も、一種の自己愛です。また、他人を愛する気持ち、何かを大切に思う気持ちも、そのおおもとは自己愛に由来しているとされます。突き詰めて言えば、健全な自己愛なしで人は生きていけません。

ところが自己愛は、さまざまな疾患において障害されやすい。たとえば統合失調症や古典的なうつ病においては、自己愛も著しい障害を受けます。これらの疾患がきわめて自殺率が高いのは、おそらくそのせいもあると私は考えています。自己愛性人格障害など一部の人格障害では、自己愛は肥大して、まさに「わがまま」かつ「自己中心的」な振る舞いが前面に出て来ることもあります。もっと軽い病気の場合でも、自己愛のバランスが崩れてしまうことがあります。

コフートの発達理論

ところで、自己愛という言葉は精神分析に由来するので、最近の精神医学では話題になりにくいところもあります。しかし私見では、うつ病の病理と治療を検討するにあたって、自己愛の問題を抜きには考えられません。

この問題をもう少し掘り下げるために、本章ではハインツ・コフートによる自己心理学を参照してみましょう。コフートは自己愛における対人関係の大切さをもっとも精密に記述した精神分析家です。彼の理論を中心として、うつ病からの回復における対人関係の持つ意味について検討してみます。

まずはコフートの発達理論について、ごく簡単に紹介しましょう。

ハインツ・コフートは一九一三年にウィーンで生まれたユダヤ人の精神分析医です。シカゴで精神分析のトレーニングを受け、アメリカ精神分析学会の会長にもなりましたが、むしろ

「自己心理学」の創始者として有名です。日本の臨床家にも「コフーシャン（コフート理論の支持者）」はかなり多く、人気のある理論のひとつです。

コフートは、自己愛を人間にとって必須のものと考えました。そして、人間の一生を自己愛の成熟の過程としてとらえました。そもそも精神分析では、他者への愛もその起源には自己愛があると考えます。この考え方にもとづくなら、「自己中」や「わがまま」は必ずしも自己愛ゆえに問題、とは言えません。むしろ自己愛の表現におけるバランスが悪いのだ、という問題になるでしょう。

「自己―対象」

それでは「自己愛」が成熟していくうえで、何が重要なのでしょうか。

コフートはそれを「自己―対象」との関係と考えました。「自己―対象」とは「自己の一部として感じられるような対象」のことです。

例えば、乳児にとっての母親は、最初の「自己―対象」です。赤ん坊にとっての母親は、自分と一体化して区別がつかないような存在とされますから（近年では異論もありますが）、まさに典型的な「自己―対象」ということになります。

子どもが成長するにつれて、重要な対象はどんどん変化していきます。大事な人形や玩具も「自己―対象」たりえます。父親やきょうだいはもちろんのこと、友達や学校の先生がそうなる場合もあります。要するに、あらゆる重要な人間関係は、すべて「自己―対象」関係と言いうるのです。

なぜ「自己―対象」との関係が大切なのか。子どもはそこから、いろいろな能力や技術を吸収していくと考えられているからです。例えば、母親との関係から、母親のもっているさまざまな能力を自分の中に取り込むこと。そうすることで子どもは、一人で自律的に振る舞えるようになったり、自分の身を守れるようになるとされています。

コフートによれば、人間は「自己―対象」から、生きていくうえで大切なさまざまな能力を取り込み、吸収するとされています。その意味で、さまざまな「自己―対象」との出会いは、人間が成長していく上で欠かせません。

ここでいう「取り込み」とは一種の比喩であって、実際には模倣や学習によってスキルを高める過程を指しています。

この取り込みの過程を「変容性内在化」といいます。なんだかややこしい用語ですが、食事の比喩で考えてみてください。「変容」というのは、食べ物を消化すること。「内在化」は消化された食物を吸収し、血肉化することにあたります。

人間の自己が、「自己―対象」という食べ物を消化吸収しながら成長していくというイメージ。コフートは、こういう過程が生涯にわたって続くと考えました。

それでは、成長の過程はどんなふうに起こるのか。以下、少し詳しく見てみましょう。

野心と理想

母親が新生児をみつめて接触をもった瞬間から、自己の発達が始まります。といっても、まだ本当の意味での自己とはいえません。いわば仮の自己です。「実質上の自己」などといいますが、これは「virtual self」の日本語訳で、いまなら「仮想的自己」とでも訳したほうがわかりやすいでしょう。

「実質上の自己」は「自己―対象」である母親との交流を通じて、次第に次の段階である「中核自己」の構造をつくり上げていきます。この過程で、単純な自己が、次第に複雑で洗練された構造を持つようになります。

こうして生じた中核自己は、一方に野心の極があり、もう一方に理想の極があって、いわば「野心―理想」という、磁石のような二極構造になっています。ここで「野心」とは、自分を駆り立てるエネルギーのことです。「理想」というのはそのゴールです。成長のためには、ゴールとエネルギーの双方が欠かせません。この二つの極の間の緊張関係によって、発達が起こるとされています。

中核自己には両極性があるので、「双極自己(bipolar self)」などとも呼ばれます。これは原始的ながら、自己が構造らしきものを獲得してゆく最初の段階にあたります。

三つの「自己―対象」

自己の発達のために、コフートは三種類の「自己―対象」が必要であると考えました。すなわち「鏡自己―対象」、「理想化自己―対象」、「双子自己―対象」です。双極自己（＝中核自己）の二つの極（野心と理想）が形作られる上で、母親の関わりが最も重要になります。

幼い自己には、「何でもできるすごいボク」といった、誇大な自己が含まれます。これに対して母親は、共感とともに子どもの自己をありのまま、映し返したり響き返したりします。こうした関係を「鏡自己―対象」関係と呼びます。子どもの誇大な自己を肯定的に受け入れ、それを褒めてくれる母親との関係。大切なことは、母親がここで、子どもの誇大さをたしなめたり叱ったりする必要がない、ということです。ただ母親が「鏡」となって、子どものありのままの自己を映し返してあげるだけで、その誇大さが次第に修正され、より現実的な方向にトーンダウンしていくということ。私たちは自分の姿を客観視するために鏡を使いますが、このとき母親はまさにその意味で「鏡」の機能を果たすのです。この関係のもとで、誇大な自己は、より成熟した向上心へと変化していきます。かくして「中核自己」における「野心の極」が形成されていくのです。

このように、幼児期に親から全面的に肯定されるという経験は、いわゆる「基本的信頼感」を築く上でも重要とされています。逆にこの時期に、母親が十分な共感や肯定的反応を返してあげられず、無視したり叱りつけたりするような接しかたをすると、子どもにとっては大きな外傷体験になるとされています。

こうした外傷体験があると、心の構造の一部が欠けたまま発達が止まってしまって、ずっと未熟な誇大自己が保たれてしまうことになります。いわゆる自己愛性人格障害というのは、このときに傷を負った人のことだ、とコフートは考えていました。

このあたり、説明としてはわかりやすいのですが、いちおう〝話半分〟くらいに聞いておいてください。コフートに限りませんが、精神分析の発達理論は、母親の養育責任を重くとらえすぎるきらいがあるからです。また、その結果「構造が欠損する」みたいなきつい言い回しもしばしばなされますが、これも一種の比喩表現として理解していただくほうがいいでしょう。

ですから、ここに出てくる「母親」や「父親」という言葉についても、必ずしも生物学的な意味での母親、父親と捉える必要はありません。ジェンダーが多様化した現代社会においては、女性が父親的な役割を担うことやその逆の事態、あるいは一人の親が場面に応じて両方の役割を演じなければならないような事態がいくらでも起こるでしょう。演じられ方が適切でありさえすれば、子どもの自己愛はきちんと成熟すると考えて良いと思います。

さて、「中核自己」（またの名を双極自己）のもう一つの極である「理想」は、果たしてどのように形成されるのでしょうか。

理想の極にあるのは、理想化された親イメージとされています。子どもの中にある理想的な親、スーパーマンのように万能な親というイメージとの関係。野心を支えてくれたのは母親でしたが、こちらについては父親のイメージが重要とされています。これが、「理想化自己—対象」の関係です。

子どもはこの関係を通じて、理想の大切さをしだいに理解していきます。その結果、理想が「中核自己」のもう一つの極になるわけです。かくして、野心に駆り立てられながら理想に導かれていくという、おおよその発達の方向が決まってきます。

「双子自己—対象」

「理想化自己—対象」の次に来る「双子自己—対象」関係には、きょうだいや友人関係などが該当します。自分と他人は同じような存在、弱さをかかえた人間である、という同胞意識に近いものです。

野心や理想は大切なものですが、それだけでは自己愛は保てません。失敗したり自信をなくしたりしたときに、弱った自分を支えてくれる存在が必要です。それがまさに「双子自己—対象」ということになります。

心理療法の技法の一つに、治療者自身の「自己開示」というものがあります。例えば、なかなか飲酒の習慣がやめられなくて落ち込んでいるクライアントに、治療者が「実は私も、どうしても煙草がやめられなくて苦労しましたから、お気持ちは良くわかります」と伝えてみること。それを聞いたクライアントは「治療者も弱さを抱えた一人の人間なんだ」と共感し、安堵することができます。「自分だけが弱い人間ではない」と思うことで、治療に取り組む勇気も湧いてくるでしょう。

このとき治療者は、「双子自己—対象」の役割を引き受けることで、クライアントの自己愛を支えようとしているわけです。このように「双子自己—対象」は、私たちに「同じ人間」「同じ仲間」という認識を通じて、対人スキルをはじめとするさまざまな技術を学習させてくれるのです。

「鏡自己—対象」と「理想化自己—対象」については、家族がその役割をになうことができます。しかし「双子自己—対象」になってくると、こちらは主に友人関係など、家族以外の対人関係によって発達する関係性です。

対人関係のあり方は、家庭内と家庭外では、全くといっていいほど異なります。子ども社会のなかで通用するような対人スキルを獲得するためにも、この「双子自己—対象」関係の発達はきわめて重要なものとなるでしょう。

ひきこもりの事例などで、家族以外の対人関係を長期間にわたり持てずにいることが問題となるのは、ここでいう「双子自己—対象」との出会いがないため、ということもあります。その結果、自己愛の発達が止まってしまったり、いったんは十分に発達した自己愛が、野心と理想の段階まで退行してしまったりします。そうなると、野心や理想はそれなりにあるのに、ふたつをつなぐ技術の発達が起こらないため、両者がばらばらの状態にとどまってしまいます。理想は誇大なものとなり、野心は万能感となって、行動に結びつかないまま温存されてしまいがちです。

融和した自己へ

それでは「双子自己―対象」との出会いがうまくいけば、その先の成熟はどのように進むのでしょうか。

未熟な「中核自己」は、さまざまな「双子自己―対象」を取り込み「変容性内在化」することで、次第に安定した構造を獲得していきます。この安定した状態を「融和した自己」と呼びます。

「融和」というのは、調和と言い換えてもいいかもしれませんが、そういうバランスがとれた自己の状態への変化は、「変容性内在化」がうまくいっていることを示しています。他人と接することが大切なのは、その過程の中で、相手からさまざまな機能や技術を吸収することができるからです。そうすることで、自己の構造はより複雑で洗練されたものとなり、いっそう安定した状態に至ることになるでしょう。

適度の欲求不満

「適度の欲求不満（optimal frustration）」という言葉があります。これはコフートの自己心理学の中でも、とりわけ重要な言葉であるように思います。

例えば親が、子どもの野心や理想化を受け入れて、共感的に反応しようとします。しかしその反応は、必ずしも子どもの期待通りではないため、子どもは親の反応にちょっとだけ欲求不満を感じます。この〝ちょっとした不満〟が大切なのです。

もしも親が、いつでも子どもの期待通りの反応ばかりを返していたら、かえって子どもの成長は妨げられてしまうでしょう。

むしろ、小さな欲求不満をくりかえし感ずることで、子どもは親の理想化されすぎたイメージを、少しずつ現実的なものに修正していくことができます。また、このとき子どもは、欲求不満を抱えつつも、そのつど自分を上手になだめるやりかたを学びます。

この考え方からすれば、親が子どもの言いなりになることも、逆にしつけと称して親の意見を一方的に子どもに押しつけることも間違いです。子どもの事情と親の事情をすりあわせながら、現実的な妥協ラインをみつけていくことが大切になります。この原則は、親子関係のみならず、あらゆる人間関係にあてはまるでしょう。

すでにおわかりの通り、「ほどよい欲求不満」こそが、人の成長を促す大きな要因となります。成長するのは子どもばかりではありません。親自身もまた、子どもという思い通りにならない「自己―対象」との関係において、みずからの自己愛をより洗練されたものにしていくことになります。こうして互いに成長し合う関係こそが理想的な人間関係であることは言うまでもありません。

自己愛の病理

「新型うつ病」事例の自己愛のあり方の特徴は、「高いプライド」と「低い自信」ということになると考えられます。どういうことでしょうか。

彼らは調子を崩してもなかなか治療を受けたがらなかったり、精神障害者として扱われることにも強い抵抗を示すことがあります。また、うつ病の患者の多くは、最初は精神科ではなく内科を受診する傾向があります（内科での抗うつ薬の処方量が非常に多いのは良く知られた事実です）。いずれも「プライドの高さ」と無関係ではないでしょう。

せっかく治療を開始しても、ちょっと良くなると中断してしまいがちなのも、こうしたプライドの高さと関係があるように思います。

しかし、だからといって安易に彼らを「自己中心的」だとか「わがまま」だとか批判するべきではありません。それは単なる誤解です。

高いプライドの一方で、彼らの自己評価はとても低いことが多いのです。彼らは安定した自信を持つことができず、自己肯定感に乏しい。なかなか自分が好きになれず、そのために自傷行為に走ってしまうような場合もあります。しかし、こうした「低い自信」のほうは、しばしば見過ごされやすいのです。

　コフートは自信、すなわち理想自我（自分についての良いイメージ）を「ナルシシズム的自己」として野心の源泉であるとみなし、プライド、すなわち自我理想（自分が憧れ、そうなりたいと思うイメージ）については理想、すなわち一種の完全性のイメージとみなしています。それゆえ自信（＝ナルシシズム的自己）は自我を下から押し上げるように作用し、プライド（＝理想）は自我を上から導くように働きかけることになります。

　コフートが「恥ずかしがり」の臨床例について述べていることは、自信とプライドの関係を考える上でも参考になります。彼によれば「恥が発生するのは、ナルシシズム的自己の露出症的要求に対して、自我がしかるべき放出を提供できなかったとき」であり、「（恥ずかしがりの特徴は）超自我の理想化の欠陥であるし、またナルシシズム的自己への自己愛エネルギーの集中である。したがって、最も恥ずかしがりの人は、統合不全の誇大な自己概念と強い顕示的・自己愛的緊張をかかえた、野心家で成功にとりつかれた人物その人である」。

　ちょっと、わかりにくい表現かもしれませんね。つまりこういうことです。恥ずかしがりの人ほど、実は万能感にとりつかれた野心家である、と。この逆説は、臨床家ならずとも、わかる人にはわかるでしょう。普段恥ずかしがりの人ほど、場面によっては思いがけず大胆なふるまい方をしたり、意外な野心を秘めていたりするものです。

　確かに彼らは一見したところ、自信のなさゆえに劣等感に苦しめられているように見えます。

しかし、そこで実際に問題が生じているのは超自我、すなわち自我理想のほうなのです。言い換えるなら、適切なプライドを持てないままだと、「自分の真の素晴らしさをみんなに理解させたい」という誇大な野心がふくれあがり、それに自我が追いつけないことから「恥」の感覚が生まれる、というのです。

コフートが述べた「恥ずかしがり」の特徴は、カーンバーグが「病的自己愛」について述べた特徴と、共通する部分が多くあります。

カーンバーグによれば、彼らは外界の恐怖から身を守るため、①現実自己、②理想自己、③理想対象の三者を融合させて、安定してはいるが病的な誇大自己を形成してしまいます。その特徴は、以下のようなものであるとされます。

（1）本来なら自我理想として統合される理想自己が誇大自己に統合されてしまうため、自我・超自我境界が不鮮明となる。

（2）自我理想の形成障害は、超自我の前駆体（原始的サディズムの投影により形作られる恐ろしい母親像の内在化）と相まって、正常な超自我が持つ保護的・鎮静的機能を阻害するばかりか、超自我に、原始的で、苛酷、攻撃的な要素を与える。

（3）病的自己愛の中心病理である原始的な口唇期憤怒は、外界対象へと投影されるため、世界は攻撃的、支配的、妨害的、搾取的であるという、妄想的な恐怖を生む。

またしても、専門用語の羅列でわかりにくいですね。これは簡単に言えば、本来なら「理想」として自我を導き保護してくれるはずの「超自我」（禁止や命令で自我を律する構造でもあります）が問題を起こし、代わりに「病んだ超自我」が形成されてしまうのです。病んだ超自我はひどく攻撃的でサディスティックな性質を持っており、この性質はそのまま外の世界に投影されます。その結果患者は、世界が自分にとって攻撃的で支配的に迫ってくると感じ、被害妄想めいた恐怖にとらわれてしまうというのです。

おわかりの通り、ここでもバランスを崩したプライドによって、自信の獲得が妨げられるメカニズムが述べられています。

このように考えるなら、若いうつ病患者の自信のなさや周囲への被害感もまた、基本的にプライドの機能不全から二次的に生じるもの、ということになりそうです。

経験的に言えば、彼らの自我理想の形成を妨げるのは、しばしば「世間体」です。世間体という世俗的な規範に迎合することは、しばしば健全なプライドの形成の妨げになりやすい。あるべき自己イメージを世間体を基準に考えると、そこからわずかでもずれてしまうことが恐怖になります。なぜなら世間体という価値規範は、まずなによりも、そこから外れたものを批判し迫害するものとしてイメージされているからです。だからこそ私たちの「恥」の感覚は、世間体と緊密に結びついている。

もともと世間体は、大多数の人々にとっては、プライドや自信を意識せずにスムーズな社会適応を可能にするというメリットを持っていました。しかしその反面、すこしでも世間体になじめない人にとっては、その人独自のプライドや自信の形成を徹底して妨げるように作用する、という問題も抱えています。その意味で世間体は、まさに「恥」の押しつけによって「新型うつ」の患者の適応を妨げる要因にもなっているように思います。

ここで述べてきたコフートやカーンバーグの解釈は、あくまでも病的自己愛に関するものであり、それが固定的な人格障害の原因になるという議論です。しかし私はこの点について、もう少し流動的に考えています。つまり、ここで述べたような病理メカニズムが子ども時代に生じていたとしても、それはその後の人生における適切な「自己―対象」との出会いを重ねることで十分に回復できる、ということですね。仮にうつ病に陥ることでこうした自己愛のゆがみが生じたとしても、それは治療によって修復可能であると私は考えています。このあたりの流動性については、後の「自己愛システム」のところで、もう少しくわしく述べたいと思います。

うつ病臨床における対人関係の意味

これまで私は、コフートの自己心理学に基づき、人間の自己愛が発達していく上で、対人関係がいかに重要であるかを述べてきました。健全な自己愛のありようを学ぶことは、前の章で述べた「レジリアンス」を高めることにもつながります。

すでに述べてきたとおり、幼児期に十分な共感と適度な欲求不満を与えられ、長じてはさまざまな「自己―対象」との出会いを通じて自己愛を洗練してきた人は、高いレジリアンスを獲得できるはずです。複雑で柔軟な自己愛の構造が、ストレスを巧みに受け流し、あるいはストレッサーすらも「自己―対象」として取り込むことで、いっそう強靱な自己愛を形成していくことになるからです。

いっぽう、自己愛の構造が脆弱なままだと、わずかなストレスによって容易にダメージを受けやすくなり、構造はよりいっそう脆弱なものとなってしまうでしょう。

ここで重要なのは、自己愛の成長のみならず、傷ついた自己愛の修復においても、「自己―対象」との関係の再建が重要な意味を持つということです。端的に言えば、家族以外の対人関係や、時には勉強や仕事といった活動ですら、修復において少なからず意味を持つということです。

実は、精神科医としてこのことを言うのは、かなり勇気の要ることです。なぜならうつ病の臨床において「人間関係」や「仕事」などは、しばしば避けるべき有害なもの、という位置づけが一般的であったからです。

しかし、最近のうつ病臨床では、職場復帰をゴールとしてリワークプログラムを導入するなど、むしろ仕事の治療的な意義を積極的に認めようとしつつあります。これははたして、現実的な要請、すなわち休職者を職場に復帰させるために、やむなく導入された手法なのでしょうか。実際にリワークに関わった経験からしますと、必ずしもそうではありません。

むしろうつ病からの回復期にあっては、毎日一定の場所に通うことや、そこで負担の少ない活動に関わること、また活動を通じて人とのつながりが出来ること、これらのすべてが治療的な意味を持ちます。ただ、私の見るところ、これらの活動にはリハビリテーションとしての意義は認められているにせよ、その治療上の意義については十分に検討されて来なかったように思われます。

しかし私は、ひきこもりの臨床を通じて、少なくとも軽症のうつ病においては、ひきこもりと同様に、さまざまな対人関係や社会活動が、それ自体治療的であると確信するようになりました。もちろん治療の中で無理強いしたり押しつけたりすることはしませんが、選択肢のひとつとして提案し、受け入れられればそのプログラムに導入するという形で、治療の中に組み入れるようにしています。

ここで、うつ病の臨床における対人関係がどのように治療的であるかを少し詳しく検討してみましょう。

私たちの人間関係はその距離感に応じて、何段階かに分類できます。

（1）家族やきょうだい、親戚といった血縁関係
（2）友人や知人関係など、家族以外の親密圏に属する対人関係

（3）職場の人間関係など、社会的な役割にもとづく人間関係
（4）通りすがりのような、匿名性が高く一時的な対人関係

このうち（1）と（2）の重要性については異論は少ないでしょう。

しかし、ひきこもり臨床を通じて痛感させられるのは、本来重要であるはずの（1）や（2）の関係において疎外され、傷つけられて苦しんでいる患者さんが少なくない、ということです。うつ病の治療においても、治療者が（1）や（2）のような関係に介入して、より治療的な方向に環境調整をはかることが有効ですが、それについては後で述べます。
（3）については、うつ病になった場合に真っ先に切り捨てられやすい部分です。確かに（1）や（2）に比べれば重要性は低く見えますが、しかし軽々に扱われるべき領域でもありません。「社会的所属感」もまた、自己愛を支える重要な柱であるからです。少なくとも、それが本人にとって単なるストレスなのか、あるいは支えとして機能しているものなのかを客観的に評価した上で、そこから離脱するか否かはかなり慎重に判断することが望ましいのです。
さて、問題は（4）ですね。

私は少なくとも、非特異的な対人刺激が治療上はたす意義について検討した研究をしりません。ややわかりにくいかもしれませんが、いくつかの事例を紹介することで、私の言わんとすることを補強しておきます。

事例1　三〇代の女性です。

複雑な家族背景を持つ彼女は、一〇代からうつ状態やひきこもり、過食や自殺願望などに悩まされていました。とりわけ感情的になりやすい母親との距離が近すぎるため、親子げんかをしてはひきこもり、何日間も寝込んでしまったり、薬を大量に飲んで自殺未遂をするなどの行為をくり返してきました。その都度入院治療を受けたのですが、奇妙なことに彼女には、はっきりと効果を示す薬がないにもかかわらず、入院だけは常に有効でした。やや極端に言えば、入院した翌日から元気になってほかの患者さんと楽しく過ごせるようになるのです。彼女の場合は、母親と距離を取ることが最も重要であると考え、思い切って単身生活を勧めたところ、その後次第に状態は安定しました。別居と同時に猫を飼い始めたこともプラスに作用したようでした。新しい環境のもとで作り上げた人間関係も大きな支えとなって、周期的にくり返していたうつ状態はみられなくなり、簡単なアルバイトなどにも参加できるようになりました。

事例2　三〇代の男性です。

ふだんからひきこもりがちで、ときどき家庭内暴力をふるうような生活を送っている男性です。家族以外の対人関係をほとんど持たず、このためひきこもり状態が長引きやすい傾向がありました。治療だけは定期的に通うのですが、それ以外の外出は治療者が促してもほとんどできず、ひきこもり期間が長期化すればするほどうつ気分や無気力感が悪化する傾向が見られました。その都度本人の希望で入院治療を行っているのですが、彼の場合も奇妙なことに、ほぼ「入院しただけ」で状況が好転する傾向が見られました。むしろ問題は、うつ状態が改善すると彼はすぐ退院してしまうため、同じような形での入退院をこれまで何度もくり返していることです。つまり、その都度一定の改善はするのですが、腰を据えて社会参加に取り組むなどの姿勢が見られないため、堂々巡りに近い状態が続いているということです。

事例3　二〇代の男性です。

もともと内気なところはありましたが、高校時代はいじめに近い体験があり、欠席が増えたといいます。大学入学後も周囲になじめず、自分が悪く思われているのではないかと気になって、次第に不登校がちになりました。その後はほとんど外出しなくなり、ほぼ自宅にひきこもった生活を続けていました。うつ状態が次第に悪化し、自宅で首吊りを試みて家族に止められたことをきっかけに精神科受診。本人の希望で入院治療を開始しました。最初は同世代の患者に対して身構えるようなところがあり、なかなか輪に入れずにいましたが、自分よりも年下の友人ができてからは活動的になり、ともに病棟のルールを無視した行動をとるなど、これまでにない〝積極性〟が出てきました。その後も病院からアルバイトに通うなどして社会参加に自信を付け、退院後は本人の希望通り、自宅を出て単身生活をしながら、もとの大学に復学しています。

いずれのケースにも共通するのは、かなり重症のうつ状態に陥っているにもかかわらず、入院という環境の変化だけで、比較的あっさりと改善が起きてしまっているという事実です。私は入院直後にはめったに処方の変更はしませんから、これは薬物治療とはあまり関係のない変化です。ちなみに、ここで私の言う環境の変化とは、具体的に言えば、自室から離れて、赤の他人との共同生活に参加していった、ということです。

もちろん入院にはほかにもさまざまな意味があります。家族のストレスから解放されて、安心できる治療環境に移行したこと、あるいは誰の目にも明らかな「病人役割」を獲得することで、当面は就労などの社会的義務を免除されること、などですね。しかし前者は例えば単身生活者にはあてはまりにくいし、後者については病人役割を引き受けることが負担の解除になるだけとは限らず、むしろ本当に精神科の患者になってしまったという落胆もありうるわけですから、決定的な要因とは言いにくい。やはり入院によって、不特定多数の対人刺激にさらされることの意義は無視できないのではないでしょうか。

しかも実際には、このような変化が起こるのは入院に限ったことではないのです。たとえば旅行や通信制大学のスクーリングなど、一時的にせよ対人接触が増えるだけでも、同じような改善がみられることがあります。はなはだしきは、刑務所に服役することが症状の改善につながった事例すらあります（刑務所は入ったときと同じ状態で出所することを目指すそうなので、積極的な治療がなされたわけではありません）。

以上の経験から私は、うつ病やうつ状態からの回復において、非特異的な対人刺激が治療的な影響をもたらす可能性が高い、と考えています。治療者としての私が、精神療法面でも薬物療法面でも、ほぼ何もしていない状態で改善が起こるとしたら、そう考えるのは自然なことではないでしょうか。これを厳密に実証するには、入院患者を自由に他の患者と接してもらうグループと、他者との接触を一切禁じたグループとに分けて、その改善度を比較する必要がありますが、後者の条件を満たすような環境はおそらく心理的にも良くない影響があると考えられるため、たかが実証のためにそこまでの犠牲を払う必要はないと私は考えています。

ひきこもりシステム

もちろんこうした変化が、どんな場合でも治療的に有効であるとは限りません。少なくとも、もっとも疲弊しきった状態にあるうつ病の患者さんには、対人刺激がストレスにしかならないということも十分にあり得ます。

「家族の顔も見たくないのに、他人とふれあうなんてとんでもない。今は誰とも会いたくないし、話もしたくない。しばらくは、そっとしておいてもらいたい」と。

確かに、うつ病になったばかりの時期などに、そういう気分になっていたとしてもおかしくありません。むしろ自然なことです。

こうした場合には、ひとまずは他人に干渉されない個室で十分に休養を取っていただきます。こちらも当然のことです。私も決して、誰に対しても対人刺激を無理強いするつもりはありません。

問題は、そこから先です。誰とも会わずにひきこもり続けていると、家族以外の人間関係は自ずから疎遠になっていきます。相手のほうも気を遣って遠慮するでしょうし、長く連絡が途絶えていた相手にコンタクトを取るのは敷居が高く感じられるものです。本来の自分によほど自信がある人は別ですが、多くの場合、ひきこもり状態はその人の自信を衰弱させてしまいます。単に自信がなくなるだけではありません。「プライドは高いが自信がない」という状態に陥るのです。私はこれを「自己愛の乖離」と呼んでいます。

この意識状態はひきこもり事例とほぼ同じです。こうなると、いっそうひきこもり状態は長期化せざるを得なくなります。簡単に言えばこういうことです。プライドが高いので他人からの助けをあてにできない。しかし自信もないので自ら一歩踏み出すことも難しい。こうして前進も後退もままならない状態のまま、いたずらにひきこもり期間が長期化していく……。

自己愛が一定の成熟度に達した人であっても、長期間ひきこもり続けていると、退行が起こります。自己愛がより未熟な状態へと逆戻りしてしまうのです。先ほども述べたように、社会参加せずにひきこもり続けていると、一般にその人の自己評価は急速に低下します。自信のよ

ひきこもりシステム

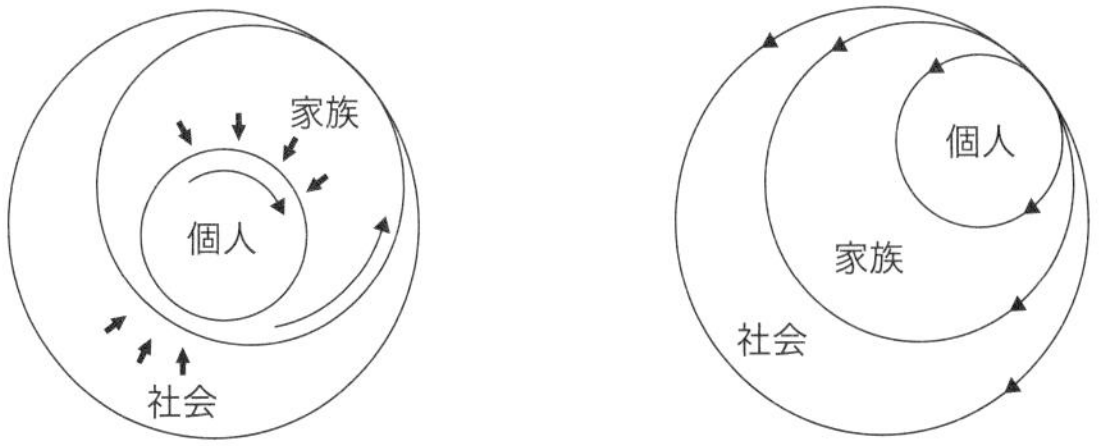

「ひきこもり」システム
システムは相互に交わらず連動することもない。システム間相互に力ははたらくが、力を加えられたシステムの内部で、力はストレスに変換されてしまい、ストレスは悪循環を助長する。

「健常」なシステムモデル
円はシステムの境界であり、境界の接点においては、システムは交わっている。つまり、三つのシステムは相互に接し合って連動しており、なおかつ、自らの境界も保たれている。

りどころである社会的な地位や業績、あるいは人間関係などのいずれもが欠けている状態なのですから、これは当然のことです。これに加え、後で述べるように、適切な形で「自己－対象」とかかわり続けていなければ、自己愛のシステムの作動は徐々に不安定なものに変わっていきます。これがすなわち「未熟化」です。

ひきこもり状態は、放置すると一種の悪循環の平衡状態をもたらします。

私はこれを「ひきこもりシステム」と呼んでいます。参考までに、その状態を図に示しておきましょう。

本来「ひきこもり」とは、基礎疾患がないまま社会と接点を失った状態を指すための言葉ですが、うつ病や統合失調症などの基礎疾患があってひきこもってしまった場合でも、これと同様のシステムが成立することがよくあります。こうなると、通院はおろか、薬物治療すらも中断してしまうことがあり、症状はますます悪化してしまいます。この場合は、基礎疾患の治療以前に、ひきこもり状態に対する介入が必要となってきますが、それについては後で述べます。

この悪循環を解決するには、適切な形で対人刺激を受け入れるほかありません。その場合、さきほど挙げた対人関係分類の内でも（1）や（2）のレベルの改善が重要になってきます。ある程度状況が改善してきたら、次は（3）や（4）のレベルのかかわりを増やしていくことは、うつ状態に好ましい影響をもたらします。

孤独がなぜ問題なのか

こんなふうに対人関係の意義ばかり強調されると、反発を感じる方もおられるでしょう。「私は一人のほうがずっと落ち着く」「衆愚に埋没するくらいなら孤高の道を歩むという選択もあり得るはずだ」「人間には孤独に生きる自由すらないというのか」などといった形で。

もちろんそうした自由はあるし、一人で過ごす方が精神的にも安定する、という人が少なからず存在するのも事実です。それは否定しません。

歴史上にも、孤独を愛した偉大な人物がたくさんいます。よく例に出されるプルーストやドストエフスキー、デカルトやヴァレリーといった人たちは、孤独の中で思索や創作に没頭し、すぐれた業績を残したと言われています。

近いところでは青色発光ダイオードを発明した中村修二氏（カリフォルニア大学サンタバーバラ校教授）も、学生時代に半年間ほどひきこもり同然で物理学の勉強に励んだ経験があり、その経験があってはじめて、あの業績が可能になったと著書で述べておられました。

ある種の特異な才能が、ひきこもることでしか開花し得ない場合があるということ。それは当然のことです。私はなにも、そうした孤独の価値まで否定したいわけではありません。ただ、忘れていただきたくないのは、これらはいわば「美談」である、ということです。そして「美談」である以上は、安易に一般化すべきではありません。

孤独に耐えたとされる偉人たちも、その多くは文通やサロンなどの形で、限定的な社交の場を持っていました。つまり彼らには、孤独に飽きたらいつでも抜け出せる〝非常口〟があったのです。さらに言えば、彼らの自己愛は、彼ら自身の「才能」や「作品」という他者によって支えられていた、とも言えます。しかしそんな彼らにしても、生涯にわたり一人の理解者も必要ない、という人はまれでしょう。

私自身、あまり社交的な人間ではありませんし、読書や執筆のような孤独な作業は何時間でも続けられます。しかしそんな私でも、自らの限られた対人関係によって自己愛が支えられているという実感はあります。そう、人は空気のように人間関係を必要とする。私はそう考えていますし、根拠もなしにそう確信しているわけでもありません。

最近読んだ『孤独の科学―人はなぜ寂しくなるのか』（ジョン・T・カシオポ、ウィリアム・パトリック、河出書房新社）は、そうした意味で興味深い本でした。

もっとも、本書が問題としているのは、実際に独りでいることではなく、主観的な「孤独感」のほうです。多くの人とつながりがあっても、強い孤独感を感ずる人がいます。著者によれば、それは人口のおよそ二〇％、アメリカだけでも六〇〇〇万人がそうした状態におかれているということです。

孤独感がもたらす影響は深刻です。本書によれば、慢性的な孤独感は人を不安定にさせ、他者に対する被害感を抱かせ、自虐的・自滅的な志向や行動に陥らせるというのですから。

それればかりではありません。さらに深刻なのは、身体に与える影響です。孤独な人は脳血管や循環器疾患、癌、呼吸器や胃腸の疾患などで死ぬリスクが高まります。つまり孤独感には、高血圧や肥満、運動不足、喫煙などに匹敵する悪影響があるというのです。

本書では、人間がいかに社会的動物であるか、そのことが心理学、脳科学、進化心理学などのさまざまな知見を動員しつつ、繰り返し強調されます。そう、孤独は「治療」されなければならない、と本書は主張するのです。

ただし本書では、互恵的協力の必要性を強調すべく、批判も多いアクセルロッドの「しっぺ返し戦略」が肯定的に引用されるなど、その立論には疑問な点もあります。孤独の問題を、ことごとく脳や遺伝子のレベルで説明してしまう手法にも一〇〇％は納得できません。人間の倫理観を科学的に根拠づけようという風潮は昨今のはやりですから仕方ありませんが、そうした部分を除けば、孤独の弊害についてかなりしっかりした基礎データを提供してくれています。

この本の内容で、本書の主張に関連するような重要な指摘についてみていきましょう。

著者らは社会的つながりを三つに分類しています。

社会的つながりには、個人的なつながり（家族など近しい人間に支持される）、関係的なつながり（より広い範囲で友人や親族と親交を持つ）、集団的なつながり（会社やサークルなど特定の集団への帰属意識を持つ）の三つの側面があるとされ、これらは密接に関係していて、どれを欠いても何らかの問題が生じるとのことです。

つぎに、孤独が人間の認知や行動にどのような影響をもたらすかについて。

「慢性的に孤独を感じている人の際立った特性の一つは、自分は社会的に失敗する運命であり、外部の環境に対しては、よくても微々たる力しか及ぼせないという認識だ。彼らは悲観主義に包まれ、事あるごとにわが身を守らなければと感じているので、閉じこもりがちになる。（中略）孤独だと、回避を主体とし、なるべく接近はしないという、社会的な戦略をとりがちだが、これもまた、将来に孤独を招くことになる。孤独感によって引き出されるシニカルな世界観は、疎外感に満ち、他人への信頼感がほとんどなく、それが今度は実際の社会的排除の一因となることが立証されている。このように、孤独を感じると、それが自己達成予言となって、現に孤独に陥ってしまう。拒絶されているという主観的な感覚を長く持ち続けると、やがて、自分が恐れている実際の社会的拒絶に直面する可能性がずっと高くなる」

これらについては、もちろん裏付けとなる調査や実験があるわけですが、単純に実感としてさもありなん、という印象です。ここで「孤独」を「ひきこもり」という言葉に置きかえたとしても、ほとんど該当する内容と言えるでしょう。

また孤独感は、人間の幸福度や社会的成功にも多大な影響を及ぼすといいます。

「私たちの行なった縦断分析によれば、孤独感の低さと収入の増加はどちらも幸福感の増大と関連があるものの、収入の増加は幸福感の増大には貢献せず、孤独感を減らすこともない。じつは、両者の関係は逆なのだ。幸福感の増大は、社会的なつながりに対するポジティブな効果を通して、収入の増加に貢献する。幸せな人は孤独感が減り、孤独感が低い人はより多くのお金を稼ぐ傾向にある」

つまり、孤独な人は収入が低く不幸になり、孤独でない人は収入が高く幸福になるということです。ここまで言い切るのは、さすがにちょっと身も蓋もない、という感じでためらいもあります。ただ、孤独感、収入、幸福感といえば、忘れられない事件があります。

二〇〇三年の暮れに起きた、「名古屋ドル紙幣ばらまき事件」。

これは当時二六歳の元銀行員の男性が、名古屋市のテレビ塔から約一〇〇万円の紙幣をばらまいて職員に取り押さえられたという事件です。この男性はインターネット上の短期的な株取引で利ざやを稼ぐ「デイトレーダー」でした。彼によれば事件の動機は「瞬時に大金を手にしたが、喜びより空虚さが残った」とのことでした。

社会的孤立の状況（OECD 諸国の比較）

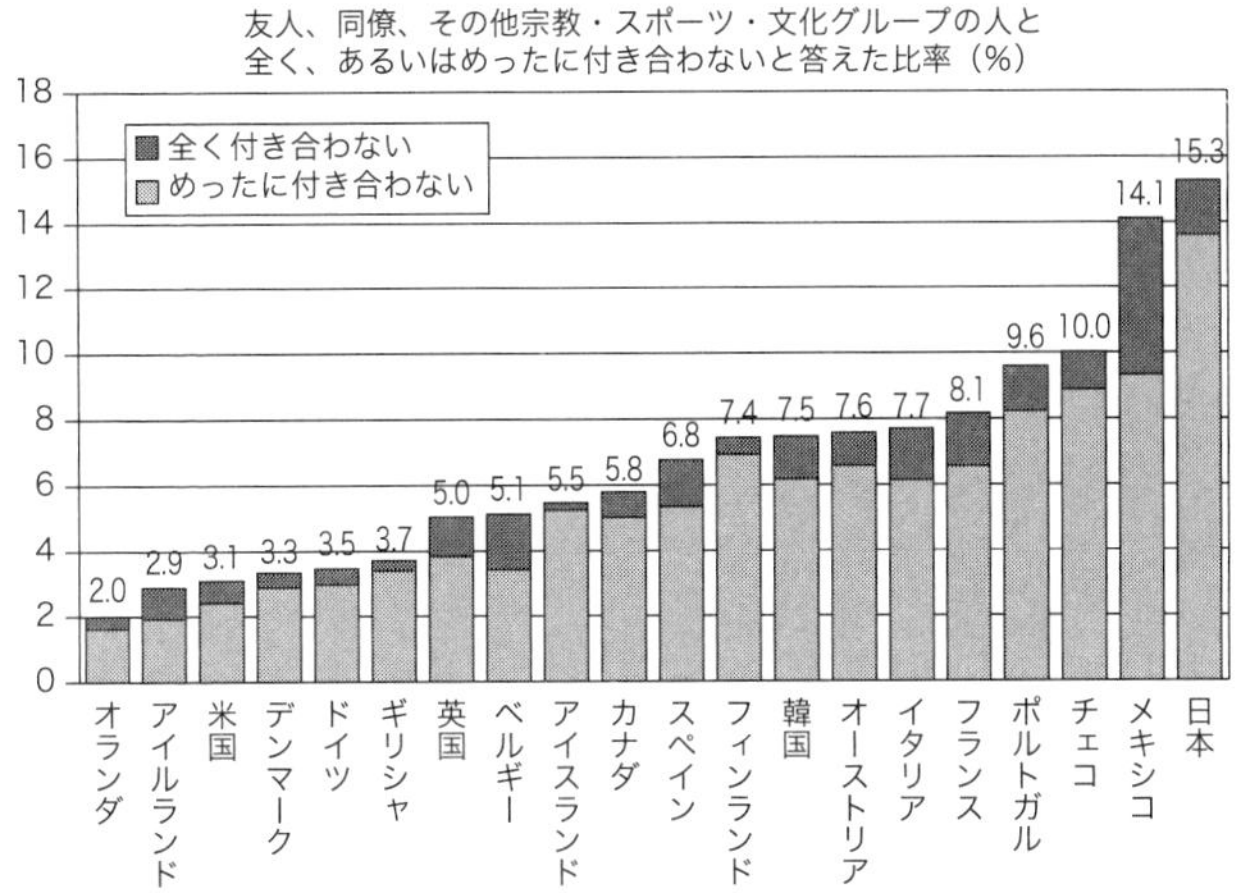

（注）　原資料は世界価値観調査 1999-2002。英国はグレートブリテンのみ。
（資料）　Society at a Glance : OECD Social Indicators-2005Edition

男性は株取引でかなりの利益を上げていましたが、その生活はひきこもり同然だったといいます。終日誰とも口をきかず、パソコンに向き合うだけの毎日に、孤独感を募らせていきました。

男性の言葉を引用しておきます。「自由な半面、市場から利益をもぎ取るだけで、世間に何のプラスも生み出していない。この世界に自分がいてもいなくても同じと思うと、たまらない気持ちになった」「警察から厳重注意を受けた時、両親が心配そうな顔で現れた。ばらまきも取引と同じように自己完結したと思っていたけど、大事な人に迷惑をかけたんだなと気づいた。これからは外に出て他人と交流を持ちたい」

（二〇〇四年一月二五日付　毎日新聞）

彼は高い収入を得ていましたが、孤独で

した。まさに収入は幸福感を与えてくれず、孤独であることが彼を不幸にしていたのです。そして、こうした孤独は、いまはわれわれ日本人全体を覆い尽くすかのようです。

ＯＥＣＤによる世界価値観調査で社会的孤立の度合いは日本が世界一とのことです（前頁の図）。この調査に反映されているのは、現実の対人関係というよりは、カシオポらが指摘したような主観的「孤独感」のほうであると考えられます。心身にさまざまな問題をもたらすような孤独感がこれほど拡がっているということが事実ならば、「自殺者三万人」という異常事態がもう一二年以上も続いていることもうなずけます。

ネットに「対人関係」はあるか

ここで一点、注意していただきたいことがあります。それは、対人刺激にあっては「現前性」もしくは「生身性」が欠かせない、ということです。つまり、ネット上の対人関係は治療的な効果が弱く、直接会わなければ対人刺激として意味をなさないことが多いのです。

このことをあえて言うのは、「人とつながるだけなら、ネット上で十分」という反論を想定してのことです。保守的な意見ととられるかもしれませんが、私はネット上だけのつながりは、情報としての価値はともかく、人間関係としての価値はかぎりなくゼロに近い、と考えています。すくなくとも、ネット上のつながりだけでは、自己愛は支えられません。私自身、日常生活の多くの場面でネットを活用している立場なので、このことは強調しておきたいと思います。

ひとつには、ネット上のコミュニケーションには希少価値が乏しいからです。いまや誰もが、つながりたい相手と容易につながることができます。ツイッターなどを使えば、憧れの有名人と気軽に言葉を交わすことも工夫次第では可能です。しかし、「誰にでもできること」は、まさにその行為の希少価値が低いために、自己愛を支えてはくれません。

ノートルダムオーストラリア大学のローレンス・ラム博士らは、過度のインターネットの使用は、青少年のうつ状態を悪化させるという調査結果を報告しています。この研究結果は、インターネットがうつ病の原因になっていると言いたいわけではなく、依存症のレベルまではまっている青少年にはうつ病のリスクが高まると指摘しているのですが、これについては私も同感できます。

「ネトゲ廃人」という言葉がありますが、これはネットゲーム、オンラインゲームに没頭しすぎて学業がおそろかになったり失職したり、日常生活が破壊されてしまったような人々を指す言葉です。その名も『ネトゲ廃人』(芦崎治、リーダーズノート)という本を読むと、かつてネットゲームにはまった経験のある人々は、ほぼ例外なくその経験を後悔していることがわかります。

ネット依存は、それがたとえ対人関係を含むものであれ(オンラインゲームはヴォイスチャットなどで仲間と会話しながら進めるものが多いのです)、精神的にはマイナスの影響を及ぼしやすい。私も複数のオンラインゲーム依存の患者を診てきましたが、彼らは入院によって人間関係の中にいるときは、見違えるほど活き活きとふるまうのですが、退院してゲームを再開すると、あっさり完全なひきこもり状態に逆戻りしてしまいます。彼らはその状態を楽しんでいるわけではなく、しばしば自己嫌悪やうつ状態が合併します。にもかかわらず、彼らが自力でその状態を抜け出すことは困難を極めます。

私自身もついうっかり、動画サイトや掲示板などを眺めながら半日以上を棒に振った経験がありますが、大量の情報を消費しているにもかかわらず、その後の空虚感は半端なものではありませんでした。ましてそれが日常となったら、うつ状態に陥らない方が不思議というものです。

長々とネットの弊害を書いてきましたが、もちろん私はネットそのものが有害であるなどと言いたいわけではありません。なんであれ「やりすぎ」はまずい、という常識を述べているだけです。とりわけネットは、お酒や煙草と違って、完全に縁を切ってしまうことが難しい。ネットが使えなければ就職にすら差し支えるかもしれません。ですから対策としては、いかにバランス良くつきあうか、ということになります。いずれにせよ、ネット上の人間関係が、うつ病の改善に役立つことはあまり期待できません。

ただ最近、こんなケースがありました。

対人関係の必要性を理解しながらも、なかなか踏み出せずにいた男性事例ですが、彼はたまたまツイッターで同じ趣味の仲間をみつけ、同好の士何人かとオフ会を開くようになりました。

つまり、ネットを通じて対人関係を作ることに成功したわけで、こういう使い方ならばむしろネットの独擅場でしょう。なにごとも活用の仕方いかんであるということはおわかりいただけると思います。

自己愛のシステム

私がひきこもりの治療を考えるうえでコフートを引用するのは、治療における自己愛と対人関係の重要性について、おそらく一番わかりやすく説得力のある理論だからです。人は自己愛なしでは生きられず、自己愛が適切な成長を遂げるためには、他者（自己―対象）とのかかわりが欠かせないということ。自己愛は、人間が発達していく上で欠かせないエネルギーの源であり、人が人の形を保つうえでも欠くことができないものであること。

あらゆる愛の源には自己愛があります。他者への愛の根底には自己愛があり、しかしその自己愛を育むのは他者への愛です。逆に、自己愛が衰弱しているときは、他人を愛することも難しくなります。他人に対して常に否定的な態度を取る人は、自分自身に対してもしばしば否定的です。

ここまで述べておいて今更ではありますが、実は自己愛は「科学」の対象ではありません。「愛着行動」は観察が可能ですが、「愛」は科学的な定義も観察もできません。「意識」とか「リアリティ」などと同じように、その存在はどこまでも主観的なものであって、客観的な検証は原理的に困難なのです。読者の皆さんに共感的に納得していただけなければ、愛をめぐる議論は成立しません。

そのことをふまえた上ですが、私は自己愛を一つのシステムとして考えています。なぜそのように理解するのか。自己愛の維持において「他者」の存在がいかに重要であるかを強調するためです。

システムなどと言うとやっかいですが、ここでは自己愛を、一つの生きもののように捉えてみてください。私は前に、人間にとっての対人関係を空気にたとえましたが、ここでは食物になぞらえてみます。自己愛とは、対人関係という食物を摂取しながら成長し、平衡状態を維持し続ける生きもの、ということになります。

自己愛システムを簡単に図式化すると、次頁の図のようになります（この図式化は私が独自に考案したものですが、アメリカの自己心理学派においても tripolar-self〈三極自己〉という仮説が提唱されています。ただ、システム論的な構想ではないため、ここでは私のオリジナルとして話を進めます）。

野心と理想という二つの極をスキルがつないでいます。ここまでは、ほぼコフートの理論通りですが、このスキルを維持し、発展させていくために、「他者」とのカップリングが常に必要となります。ここでの「他者」は、コフート理論で言えば「双子自己―対象」に近い存在ということになりますが、私の考えでは、もう少し多様な他者がここには含まれることになりま

自己愛のシステム

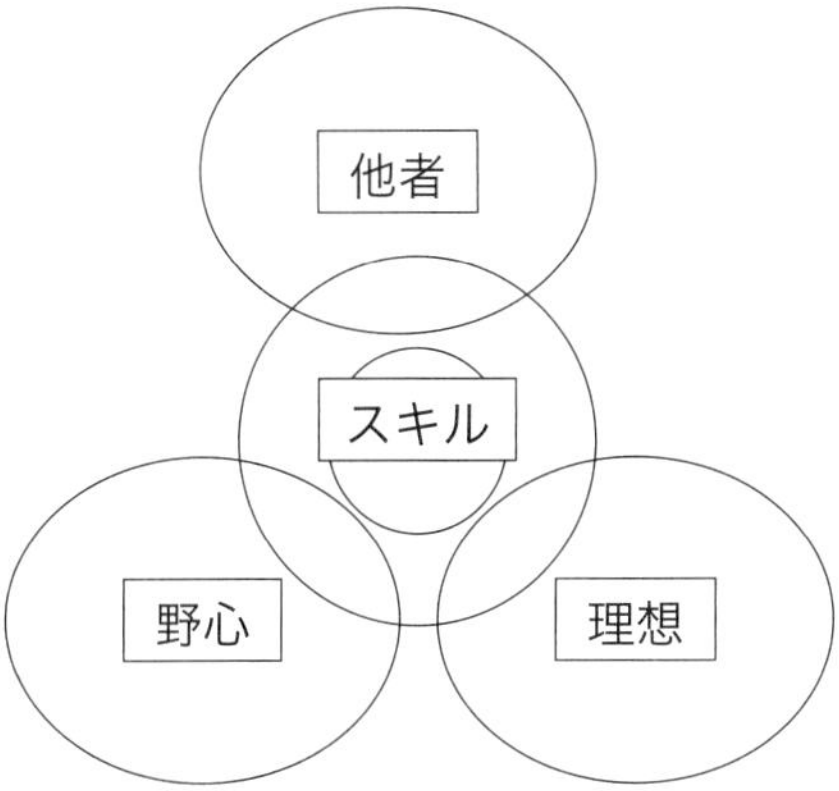

す。一期一会的な出会いであるとか、人ではなく〝物〟や〝アイディア〟との出会いであったりとか。

ここでは「スキル」は、単なる対人スキルとかコミュニケーション・スキルとかの意味を超えて、ある種の触媒として機能するものという位置づけになります。

人を駆り立てる野心と、人を導く理想とをうまくカップリングしてくれるのも、こうした「スキル」です。たとえば、「野心」は「他者」から、カップリングによってエネルギーを供給され続けます。精神分析家ジャック・ラカンが提唱するように、「欲望は他者の欲望」だからです。

この言い方に抵抗のある方でも、ブランド品や流行の服が欲しいと思う気持ちを「みんなが欲しがっているから」以外の理由で説明するのは難しいでしょう。突き詰めるなら、他者の欲望から完全に独立した「自分だけの欲望」は存在しません。これは自己愛と他者への愛とを切り離せないことと同じです。

ですから、他者との接点がなくなってしまえば、「野心」も次第に衰弱してしまいます。これは長期間ひきこもっているケースでも、よく見られる現象です。彼らは他者との接点がないため、しばしば欲望が衰弱し、ほとんど消費活動をしなくなってしまいます。まれに極端な浪費に走るケースもありますが、その場合でも、買ったものは使われることもなく部屋に積んだままになっていることがほとんどです。

いっぽう「理想」と「他者」のカップリングは、常に理想のありように微妙な軌道修正をかけてくれます。ある理想がもはや現実的ではないと判明したら、より実現可能性が高い努力目標に設定を変更してくれたりもします。

一般に、高すぎる理想がうまく機能しないのは、ただ実現可能性が低いからではありません。機能しない理想とは、柔軟性を欠いていて、野心とうまくカップリングしない理想のことを意味しています。野心とのカップリングさえ可能であれば、高すぎる理想にも意味があります。実際に理想に向けて行動する中で、現実にふれながら理想は少しずつ修正されていくからです。その結果、当初思い描いていた理想の通りではない着地点に到達する場合も多いのですが、それでも理想にこだわりすぎて何の行動も起こせないよりはまし、という考え方もあります。

ここで「理想」を「プライド」に、「野心」を「自信」におきかえてみれば、前に述べたような「自己愛の乖離」に近いことがわかるでしょう。プライドは高いが自信はない、という乖離状況は、あらゆる意味で行動力を低下させます。それは行動に駆り立てる野心＝自信が衰弱し、行動を導く理想＝プライドが機能不全に陥っていることを考えるなら、当然のこととも言えます。

いかにして自己愛システムを支えるか

自信を与え、プライドを現実的なものに変えてくれる「他者」の存在がいかに重要であるかは、ここまでのところで十分に確認できたと思います。

この「他者」とのかかわりについて、もう少し詳しく見てみましょう。

コフートによれば、自己愛の最も望ましい発達条件は、青年期や成人期を通じて支持的な対象が持続することとされます。特に青年期において、自分を無条件で支持してくれる人が一人でもいることが重要で、これは親友でも恩師でもいいわけですが、そういう存在とのかかわりの有無がいかに大きな意味を持つかは、ひきこもりの臨床においてしばしば経験することです。

逆に、こうした存在との有意義なかかわりがまったく持てなければ、自己愛の発達はさまざまな形で障害されることになるでしょう。その意味で、自己愛の障害はうつ病の原因のひとつであると同時にうつ病そのものがさらなる自己愛の障害をもたらす、という悪循環がしばしば起こります。

うつ病で問題になるのは、うつ病に罹患したがゆえに、人生の途上でこうした重要な人間関係を失ってしまうことがある、ということです。そうなると、あるところまでは順調に発達してきた自己愛システムがうまく作動しなくなります。さきほどの図で言えば、「他者」との接点がなくなることで、カップリングを媒介していた「スキル」が衰弱し、野心と理想の乖離が進んでしまうのです。

ここで参考にしていただきたい本があります。ロバート・D・パットナム『孤独なボウリング―米国コミュニティの崩壊と再生』(柏書房)です。本書のキーワードは「ソーシャル・キャピタル(社会関係資本)」です。

かつてボウリングは、職業や年収や思想信条が違う人々が交流するためのゲームでした。ボウリングチームや地域のリーグ戦は、人々のつながりを強化してくれる社交の場だったのです。ところが現在のアメリカでは、ボウリングリーグを始めとするさまざまなグループ活動が、衰退の一途をたどっています。推定される原因はさまざまですが、こうしたコミュニティ活動が減少したことで、アメリカ人の多くが孤独感を深めているのは間違いないようです。

事実、先に紹介した『孤独の科学』においても、次のような指摘があります。

「一九八五年、アメリカ人の代表的サンプルに『心を許せる親友は何人いますか』と尋ねたとき、いちばん多い答えは三人だった。二〇〇四年、再び同じ質問をしたとき、いちばん多い答え(全回答の二五パーセント)は、ゼロだった。二一世紀のアメリカ人の四人に一人が、何でも包み隠さず話せる相手は一人もいないと答えたのだ」

「社会関係資本」とは、人々の持つ信頼関係や人間関係、それも上司と部下のような上下関係ではなく、利害関係から離れた横のつながりを指しています。「資本」という言葉の意味は、ひとつには経済力とは直接的な関係がないことと、人々の協調活動が活性化されれば社会の効率が高まる、という発想が基本にあります。

『おひとりさまの老後』（法研）がベストセラーとなった社会学者の上野千鶴子氏は、老後に孤独に陥らないためにも仲間関係の大切さを強調しています。上野氏は「社会関係資本」のことを「人持ち」（「金持ち」に対して）と表現していますが、なかなかうまい表現だと思います。ただ、これだけではまだ「セーフティネット」としての社会関係資本」という発想にとどまります。

しかし社会関係資本の重要性は、単なるセーフティネット以上に、メンタルヘルスの問題としても検討されるべきではないでしょうか。

自殺予防の目的でなされる「心理学的剖検」（自殺者の生前の心理状態を家族や知人の証言から推測する手法）という研究分野がありますが、この分野ではすでに社会との連帯感が自殺を予防する上で重要な要素であることが指摘されています。

精神分析や精神医学は、家族関係まではかなり精緻な分析をしてきましたが、友人関係以上に距離のある対人関係の意味については、十分検討してきませんでした。私が知る限りでは、中井久夫氏による、ある事例（おそらくはご自身）の友人関係の変遷を辿った論文が唯一の例外です（『治療文化論』岩波現代文庫 所収）。

しかし私は、この「社会関係資本」という概念は、これから精神医学的にも重要なものになってくるように思われてなりません。孤立化し、あるいは孤独感を深めていくことが、自己愛の維持の上でいかにマイナスかを考えるなら、それも当然のことでしょう。

いかにして「社会関係資本」を維持するか？

自己愛システムを維持する上で人間関係が重要であるとしても、やみくもにいろいろな人と関係をもつべきであると言いたいわけではありません。さしあたり大切なことは、多少なりとも自分を肯定してくれ、信頼を裏切らないような対象との関係を持てるかどうか、なのです。

こちらについては、むしろ家族には難しいでしょう。家族は自己愛システムの基礎を形成してくれますが、青年期以降は自己の一部に近い位置づけになりますので、もはや「他者」としてスキルの形成には寄与してくれません。むしろある程度、距離のある「他者」のほうが、自己愛システムを支えてくれる上では望ましいのです。

知人や友人は言うまでもありませんが、昔の恩師であるとか、うつ病に理解のあるおじさんであるとか、そういう「斜めの関係」の人のほうが「他者」として安定した関係をつくりやすいかもしれません。

極論すれば、ほとんど会う機会がなかったとしても、ごくたまに手紙のやりとりをするだけで、一生涯を通じての支持的対象としてかかわることは、十分に可能です。今はメールなども使えますから、そういうかかわりは持ちやすくなっているのではないでしょうか。ただ、先ほども指摘したとおり、最初から最後までネット上で完結した関係性には、支持的対象を求めにくいのも事実です。「ありえない」とまでは言いませんが、あまり期待はできません。

さらに極論すれば、先ほども述べたとおり、「他者」が必ずしも「人」である必要はありません。蒐集癖のある人にとっては、自分の集めたコレクションが自己愛の支えになるでしょうし、作家やアーティストにとっては、自分の作品がその位置に来てもおかしくはありません。つまり、自分にとって「他者性」を発揮してくれる対象であるなら、なんだって構わないのです。ちなみに、ここで「他者性」とは、自分にとって重要でありながら意のままにならないことを意味しています。

ただし、これらはあくまでも「結果オーライ」ということです。後でふりかえってみたとき、人間以外のさまざまな支持的対象を見出すことは可能かもしれません。しかし一般的には、「他者」は「他人」であることがほとんどですし、まして治療の枠内でそうした対象を考えようというのであれば、さしあたっては「生身の他人」との関係から考えていくことになるでしょう（その方法については、また後で述べます）。

もうひとつ付け加えておけば、自己愛システムを支える他者は、可能な限り複数であることが望ましいでしょう。システムの構造は、より複雑であるほうが安定性が高いということもあります。そのためにも、愛着する対象はさまざまであるほうが良いように思います。繰り返し述べてきたとおり、他者を愛する経験は、そのまま自己愛システムを強化してくれるのです。人や物にほれ込んだり、大切にしたり、あるいは失って落胆したり、そういう経験がことごとく、自己愛を成長させるうえで役立つでしょう。

自己愛をシステムの作動と理解することの利点は、その流動性を理解することで、自己愛の修復可能性や成長可能性をイメージしやすくなることです。たとえ両親からの共感が十分に得られず、自己愛の基本構造に欠けた部分が残っていたとしても、その欠けた部分は長じてから獲得した対人関係の中で修復することが可能です。

逆に、幼児期はごく問題なく自己愛を発達させてきた子どもであっても、大人になってから有意義な「自己―対象」との出会いが減ってしまったために、せっかく成熟した自己愛がより未熟で不安定な状態に逆戻りしてしまうこともあり得ます。

うつ病に伴うひきこもり状態がやっかいなのは、「自己―対象」によって自己愛を修復することができず、いつまでも未成熟で不安定な自己愛の状態が続いてしまうことによるとも考えられます。ある程度回復してきたうつ病の治療で、対人関係やリワークプログラムが意味を持つのは、後でも述べるとおり、「仕事」をはじめとする「活動」もまた、自己愛システムの維持に役立つからです。

第二部　対応編——私は「うつ」をこう治している

第五章　「家族」のかかわり方

環境調整の勧め

この章では、うつ病に苦しむ本人に家族がどのように対応すべきかを考えてみましょう。「新型うつ病」の治療的対応を考える場合には、家族環境の調整がたいへん重要となります。うつによってひきこもりがちとなった人にとっては、家族こそが最も重要な「環境」となるからです。そこで、まず家族の基本的対応の指針から説明しましょう。

私が家族相談で最初にすることは「環境調整」です。このとき、家族が考えるべきことは、「いかに本人を変えるか」ではなく「いかに共存するか」ということになります。家族は少しでも早く本人に元気になって、職場に復帰してもらいたいという思いを抱えていることでしょう。ときには焦りや苛立ちから、精神論的な叱咤激励で本人を追い詰めてしまっているかもしれません。しかし、すでにうつ病を発症してしまっている以上、いくら激励や説得を重ねても変化は起こせません。下手をするとこじらせてしまいます。望ましい変化を起こすには、ひとまず本人の病気を認め、受け入れ、治療者ともタッグを組んで、ともに病気と闘う構えを作る必要があるでしょう。そうした構えをここでは「共存」と呼んでいます。

うつ状態とは、誰もがなりうるような、ありふれた状態です。病気として考えるなら、かなり軽い部類のものが多い。こうした場合、薬物治療やカウンセリングと同程度か、あるいはそれ以上に環境調整が有効です。この方法の利点は、ある程度マニュアル的な対応であっても、それなりの改善が見込めることです。もちろん個人差もありますが、安心できる環境へのニーズは共通部分も大きいからです。

一般には、とにかく本人の気持ちの負担を軽くするように接することが推奨されます。激励せず、干渉しすぎず、時には「ほどよい無関心」が望ましい、と言われる場合もあります。私もこれらの方針については、特に異論はありません。

また、うつ病の場合に忘れていただきたくないのは、家族も治療に参加するという視点です。一般に治療への動機づけが不安定な患者が多いため、時には家族も一緒に通院したり、服薬指導に協力したりする形で、本人の動機づけを強化・安定していく必要があります。

まず「安心」と「共感」を

本人との信頼関係をつくるなかで重要となるのは「共感」にもとづく「安心」です。安心とはいっても、やみくもに慰めの言葉をかけるような方針ではうまくいかない可能性があります。「新型うつ病」の患者さんは、一見元気そうに見えることも多いため、家族はしばしば、「追い詰めれば動き出すかも」という思いこみから、本人に恥をかかせたり、不安を煽るような対応をしてしまいがちです。「遊びには行けるのになんで仕事は行けないの?」とか「こんなことくらいでいちいち休んでたらそのうちクビになるんじゃない?」などといった言い方ですね。

これは完全に逆効果で、本人の不信感をつのらせるだけにしかなりません。

家族が与えられる安心は、衣食住の安心でもあり、心理的な安心でもあり、家族関係の安心です。さしあたりはあなたを見放さない、見捨てないという安心感を与えてあげなければ、本人はそこを土台として外に打って出ることすらできないでしょう。土台が不安定なときほど、本人は土台にしがみつくものです。だからこそ、しっかりと安定した土台を提供していただきたいのです。

ここで「安心」ということについて、すこしばかり注釈しておいたほうがいいかもしれません。それというのも家族は、本人を少しでも安心させようという思いから「大したことはないから大丈夫」「ちょっと休めばすぐ元通り元気になれるよ」などと口にしがちだからです。残念ながら、これらの言葉は本人にとって「気休め」にしか聞こえません。ありきたりな気休めの連発は、本人に「自分の苦しさは誰にも理解されない」「すぐ元気にならなかったら家族にも見放されてしまう」といった不安を呼び起こすだけです。うつ病の苦しさの内実は、百人百様です。まずはその苦しさに、じっくりと耳を傾けることが必要でしょう。

苦しさに耳を傾けながら、共感とともに理解しようと試みること。そのように理解することで、初めて本人は最低限の安心をうることができるのです。

ところで、私が「共感と安心」を強調すると、一部のご家族は「それではますますつけあがって、怠けるだけではないか」と反論されます。しかし、それは誤解です。最低限の安心すら

マズローの欲求段階説

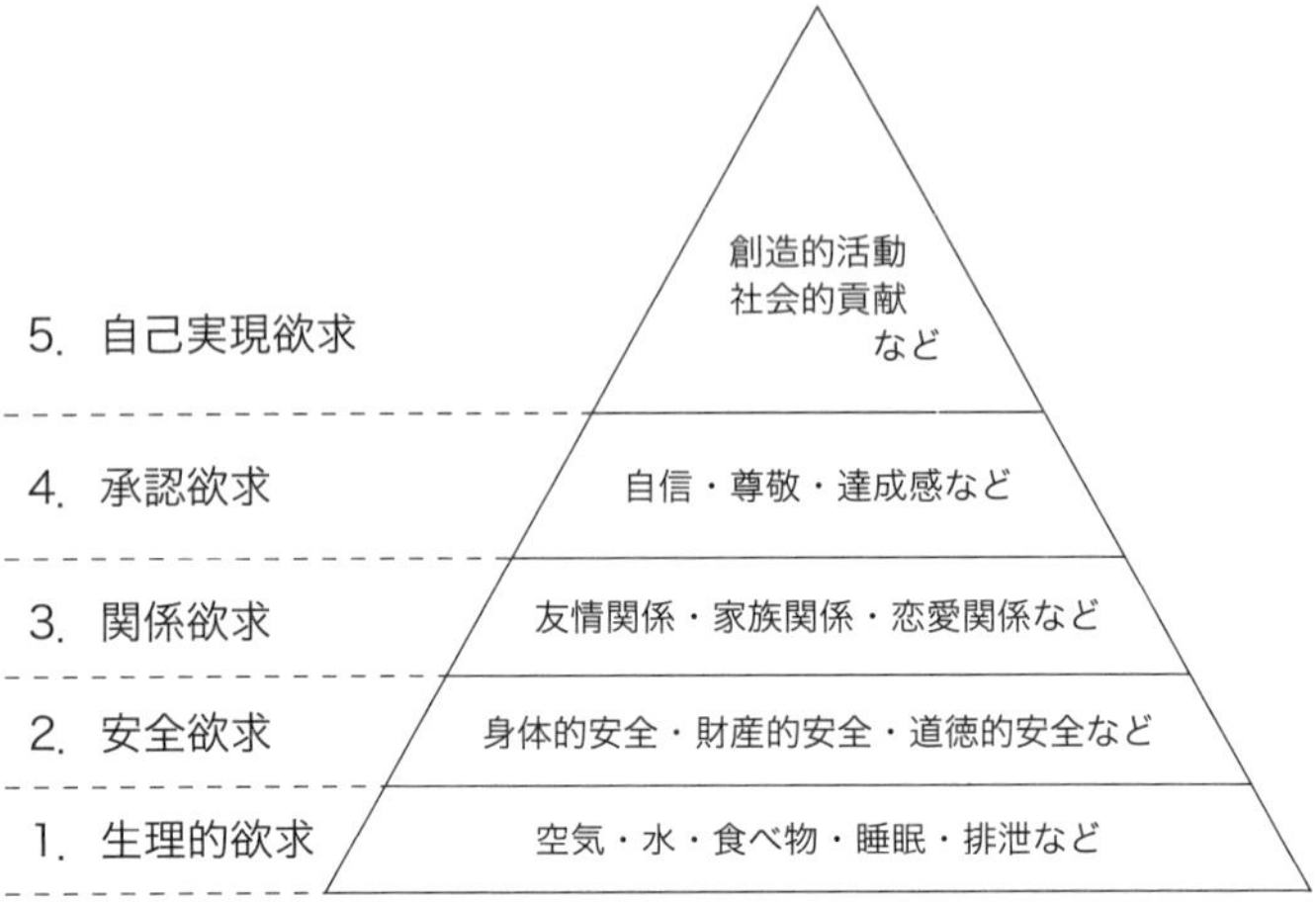

与えられなければ、本人は仕事はおろか、治療を続ける意欲すらなくしてしまうかもしれないのです。

アメリカの心理学者、アブラハム・マズローという人が唱えた「欲求段階説」をご存じでしょうか。これは簡単に言えば「衣食足りて礼節を知る」という故事の心理学版です。人間の欲求には上の図に示したような1〜5までの段階があり、このピラミッドの底辺から頂上へ向かうように欲求が推移するというものです。飢えが満たされれば安全を求め、安全になれば他者との関係を求める、という具合に。

基本的な欲求が満たされなければより高度な欲求は生じないという彼の段階説は、現代においてもおおむね正しいと私は考えています。

「新型うつ病」に関していえば、より基本的な欲求である「安心」や「関係」を家族によって与えられて初めて、治療を通じて社会参加しようという高度な欲求が安定するように思います。つまり、本人を安心させればさせるほど、治療や社会復帰への意欲を高めやすくなる、ということになるのです。

「環境調整」は、本人が安心して治療に取り組む環境を作るための、重要な初期アプローチの一つなのです。

家族相談においてはそういう環境調整、もしくは関係調整を目指して、対応の工夫が続けられます。そういう試行錯誤を繰り返す中で、しだいに正解の方向がみえてくるのです。この、試行錯誤という姿勢を忘れない限りは、大きく間違うことは避けられるでしょう。

ここで、ブリーフセラピー（問題解決に焦点を当てた短期精神療法）などで良く言われる、試行錯誤の三原則について記しておきましょう。これは一見するとごく当たり前な、単純な項目からなっています。

（1）うまくいっているなら現状維持
（2）うまくいかないならやり方を変える
（3）かつてうまくいったことをもう一度やってみる

たったこれだけです。あまりにシンプルなので拍子抜けしたかもしれませんが、実行するのは案外難しいものです。たとえば「うまくいっているかどうか」ということすら、冷静な判断が難しかったりする。「やり方を変える」にしても、まったく正反対のやり方に切り替えるのはそう簡単ではありません。

たとえば、子どもが叱っても言うことを聞かない場合、多くの親御さんは「叱らないほうが良いのかも知れない」と考えるよりは「叱り方が足りない」と考えがちです。あるいは「かつてうまくいったこと」を再度応用するにしても、いままで自分がどんな対応をしてきたのか、この点について客観的に把握していなければ難しいでしょう。

要するに「試行錯誤」とは、相手と漫然と向き合っているだけでは難しいのです。目的と手段をきちんと意識したうえで、現状を冷静に把握しながらなされる必要があるでしょう。言い換えるなら、自らの言動を慎重にモニターしながら、その都度対応を選択できる人にとっては、こうした三原則はすでに自明のものとなっているはずです。

「構う」ということ

ここでもう一点、注意していただきたいことがあります。「安心させる」ことは「ほっておく」ことではない、ということです。単なる放置は「愛想を尽かされた」「見捨てられた」という勘ぐりと不安しかもたらしません。

しっかりした安心のためには、とにかく積極的に「構う」必要があります。どのくらいの頻度や密度で「構う」かはケースバイケースですが、そうした配慮も「構う」ことの一部です。家族が本人を見守り、関心を持っていることを、会話と態度を通じて伝え続ける必要があるのです。そういう関係をうまくつくりあげられれば、本人もご家族にもっと心を開くことができるようになるでしょう。

さきほどちょっとだけ触れた「ほどよい無関心」も、実は構うことの一部です。完全な無関心では、本当に危機的状態に陥ったときも気づくことができません。本人を見守りながらも、負担にならない距離を保つこと。つまり、あえて無関心さを装うことも、構う姿勢として重要な場合があります。

ある家族は、本人の負担になるような治療や就労の話は一切せずに、ひたすら日常的なお喋りと、外食や買い物をともにするような関わり方に徹しました。しかし本人がひとたび助けを求めるや、それまで本人には知らせずに集めておいた資料や知識を総動員して、全面的に治療に協力しました。本人は後にこのことを「うちの家族は自分のことをほっておいてくれたので有り難かった」と表現しています。もちろん私から見れば、これもまた高度な「構い方」ということになるのですが。

繰り返しますが、どのような距離感が適切かはケースバイケースです。場合によってはもっと頻繁で親密なコミュニケーションが必要かもしれません。あるいは、本人がもっと周囲にはっきりした方針を決めて欲しがるようなケースもありうるでしょう。ケースごとに、どのように間合いをつめるかは、先ほど示した試行錯誤の原則などを参考にしながら、あれこれ試みてみるのも良いでしょう。

うまくいかないことを恐れすぎる必要はありません。むしろ本人にとっては「自分のために家族がいろいろ頑張って工夫してくれている」こと自体が安心感につながります。

適切な距離感とともになされるコミュニケーションこそが、最大の安心の源です。逆に、距離を考えない一方的なコミュニケーションは、しばしば不安の源になります。距離とコミュニケーションのあり方を考えるということは、環境調整においては最も重要なことのひとつです。

治療としてのコミュニケーション

「ひきこもりシステム」のところでも説明しましたが、うつ病からひきこもってしまった患者を抱えた家族は、しばしば一種の悪循環に取り込まれています。この悪循環をいっそうこじらせるものが、家族間の「コミュニケーションの欠如」です。

お説教や叱咤激励などの家族からの一方的な刺激は本人には届きません。かといって、放置したままでも本人が不安を募らせてしまう場合があります。家族と本人のこうしたすれ違いがある状態が、コミュニケーションの欠如なのです。

叱咤激励はもちろん病状に悪い影響を与えますが、逆の場合もあります。本人からの強い拒否にあって、家族が遠慮してしまって会話がなくなってしまう場合です。いわば腫れ物に触るような状態が続くわけで、これは双方にとってストレスにしかなりません。患者本人も自分の状況に心苦しさを覚えながら、家族に対しても被害的な感情を抱えてしまうため、ほっておいてもなかなかコミュニケーションが回復しないのです。

コミュニケーションといっても、ここではほぼ会話のことと考えてください。メモやメールにはあまり治療的な意義がありません。冗談を交えた気楽なお喋りを一つの理想と考えてください。情報の伝達ではなく、単に親密さを確認するためのやりとりが、もっとも治療的です。いわば「毛づくろい」のような会話です。

私が治療において理想とする家族関係のイメージは、本人と家族が互いに冗談を言い合えるような関係です。軽く相手をからかうような言葉が、怒りや暴力につながらず、日常的に自然に交わされるような。

もうそのぐらいコミュニケーションが回復しているのであれば、ある程度は「本音の付き合い」でもよいでしょう。ただし、私が見てきたなかでも、そうした関係に至り得た家族は決して多くはありません。

まして、まだコミュニケーションが不十分なうちは、多少不自然に思えても、気を遣い、取り繕う努力をすべきでしょう。ケンカや本音の付き合いは百害あって一利なしです。言いたいことを言えば、家族はいっときはスッキリするかもしれませんが、本人はただ傷つけられるだけで、せっかく回復しかけた関係が逆戻りする危険性もあります。

会話は共感から

それでは、本人を安心させる会話をどのように回復すればよいのでしょうか。

会話でまず大事なことは、相互性と共感性です。会話というのはキャッチボールですから、一方的にしゃべるだけでは会話とはいえません。不安や焦りから相手を〝変えよう〟とする会話は、しばしば一方通行の空回りになります。

相互性のあるやりとりとは、コミュニケーションを重ねていくなかで、互いに少しずつ〝変化〟が起こるようなものを指しています。そこには本当の意味で相互性があるといってよいでしょう。こうした相互性が十分にはぐくまれれば、望ましい共感はおのずから導かれてきます。

共感とは、「相手の身になってみる」ということです。これは、言うほど簡単ではありません。うつ状態の人の気持ちを理解しようと思ったら、あなた自身が過去に経験した、絶望的に最悪だった時代の気分を思い出してみることをお勧めします。そんなときほど、他人に助けを求める気にもなれず、叱ったり励ましたりする他者の言葉がどれほど心なく響くかがわかると思います。

それでもなかなか患者の気持ちを理解できない、と言われることもあります。時には「自分もよく〝憂うつ〟になるけれど、いずれトンネルを抜ければ終わると言い聞かせて乗り切ることにしている。時間が解決するのだから、心配しなくていい」などという意見も聞かれます。

しかし、単なる〝憂うつ〟さとうつ状態は、連続性もありますが、やはり別物と考えるべきでしょう。やはりうつ病の本当の辛さは、想像を絶するものなのでしょうか。

私が知るかぎり、この状況の苦しさを一番リアルに描いているのは、第三章で引用した『真昼の悪魔』です。著者はその状態を、断崖絶壁からはるか下を眺めて、体がすくんで身動きが取れない状態として表現します。「そう、奈落のイメージには、妙にしっくりと合う部分がある。暗くて、不確かで、コントロールがきかない。だが、実際に深い淵の底に落ちていった場合、コントロールは、できるできないの問題ではない。永久にコントロール不能なのだ。そこには、自分がもっとも必要とするときに、そして自分にあって当然なのに、コントロールする力を失ったという恐るべき感覚がある。（中略）うつ病のとき、現在おきているあらゆることが、未来に生じる苦痛の前ぶれとなり、現在としての現在は、もはや存在しないのだ」

著者は「大うつ病」症状の経験を記しているので、そのままの形では「新型うつ病」には該当しないかもしれません。しかし、うつ病の最中にあって失われるコントロール感や時間の感覚などについて理解することは、患者の苦しさに寄り添う上でも役に立つでしょう。

基本に共感さえあれば、「ひょっとしたら本人はこう言われた方が気分がよくなるのではないか」、「こういう環境なら安心できるのではないか」、「こうしてあげればもっとくつろげるんじゃないか」といった、さまざまに良いアイディアが生まれやすくなります。本人の心に届くのは、通り一遍のお説教ではなく、こうした心のこもったアイディアなのです。

「聞く」ということ

さて、会話の基本は「聞くこと」です。ただし、相手の話にきちんと耳を傾けるということだけでも、なかなか容易なことではありません。

まず当然のことですが、話を聞くときは、本人と向き合って、真剣に聞く姿勢が大切です。ただ〝向き合う〟と言っても、文字通り正面から向き合って座る必要はありません。視線が苦手な人などの場合、それではかえって緊張してしまうでしょう。かといって直角に座るのは、何か診察か面接みたいな感じもあります。家族同士なら、ソファなどに並んで座るという姿勢もいいかもしれません。

もちろん「ながら」聞きなどは問題外です。本人が真剣に話しているのに、テレビを見ながら、あるいは家事をしながら聞くという姿勢では、本人も真剣に話す気持ちが失せてしまいます。ただ、後で触れるように、一緒にご飯を食べながら話す、というのは「あり」でしょう。

話を聞いているあいだは反論や批判を控えること。これも大切です。本人の話の内容がご家族への不満や愚痴だったりすると、つい一言言いたくなるものですが、ここはこらえましょう。むしろスポンジか何かになったつもりで、本人の言い分を丸ごと吸い取ってしまおうという姿勢をお勧めします。

聞きづらい内容の訴えは、つい聞き流してしまいたくなるでしょうが、そういう態度は相手にも伝わります。しっかりと記憶に留めるつもりで聞いていけば、本人は「十分に聞いてもらえた」という手ごたえが得られます。相づちや、確認のための〝オウム返し〟や解釈（「それは――ということ？」）などを差しはさめば、より効果的です。

時に本人は、家族を困らせるような挑発的な言葉をぶつけてくることもあります。腹が立ったり不安になったりすることでしょうが、そういう場合は、常にその反対の心理を想像しながら聞くことをお勧めします。

たとえば「もう俺は治らない」とか「もう一生働けないと思う」といった訴えについては、「そんな風に言うからには、よっぽど治りたい、働きたいに違いない」と想像してみることです。

あるいは逆に、本人が誇大妄想的な訴えをする場合もあります。「仕事なんか辞めてＦＸ（外国為替取引）で儲けることにした」「この経験を小説に書いて作家になる」など。それがどんなに非現実的な内容であっても、頭ごなしの否定や説得はほとんど役に立ちません。こういう訴えについてもいきなり否定せずに、とにかく話を聞きましょう。

もちろん、無理に話を合わせる必要はありません。反対なら「私はあんまり賛成できない」といった感想を述べるくらいは構いません。ただし金銭の絡むような話題については、協力はできないことをはっきりさせておくべきです。理由はこちらも「あんまり賛成じゃないから」で十分です。「なぜ賛成できないのか」と聞き返されたら、「今は治療に専念して欲しいから」で説明としては十分でしょう。

聞く側がパニックに陥っていたり、気持ちのゆとりがないときほど、本人の言葉の内容に振り回されがちです。しかし、言葉の内容よりも相手の感情の動きに焦点を当てながら聞けば、そうしたこともある程度防げるでしょう。

話を聞くだけで、こちらからは何も話してはいけないのか、と疑問に感ずる方もおられるかもしれませんが、そんなことはありません。

ここでも問題は「話し方」ということになります。相手に何かして欲しいとき、あるいは何かをやめて欲しいとき、私たちはつい「一般論」を押しつけがちです。「世間ではこれが当然なんだ」とか「普通はこうするだろう」とか「そうするのが当り前だろう、常識的に考えて」などですね。

しかしこういった言い方は、無意識に相手を非常識で半人前の人間として扱っています。つまり、これもまた相手に恥をかかせ、不安にさせてしまう表現なのです。

うつ病の人はしばしば、プライドが高く自信がないということを先に指摘しました。これは立場上やむを得ないところもあります。彼らと議論すべきではありません。なぜなら彼らを言い負かすのはいともたやすいからです。「偉そうに言うなら働いてみろ」。これは彼らのなけなしのプライドを一撃で粉砕するキラーフレーズです。そこで失った信頼感を回復するのに、どれほど膨大な時間を要することか。そんな無意味な回り道を避けるためにも、議論はくれぐれも避けていただきたいのです。

こういう場合に私がしばしば勧めるのは、「アイ・メッセージ」です。これは「私（I＝アイ）」を主語として、「私が感じていること」をできるだけ冷静に伝えようとするやり方です。たとえば家事を手伝って欲しかったら「どうせヒマなんだから、洗い物くらいやったらどうだ」と高圧的に言うのではなく「もし手が空いていたら、（私は）洗い物をやってくれるととても嬉しい」という言い方にしてみる、とかですね。

傍目にはどんなにヒマそうにみえても、本人の心は焦燥感で一杯だったりします。「手が空いていたら」の一言は、そうした本人への気遣いとして添えてあげてください。

同じように、何かをやめて欲しい場合にも、「〜されて（私は）困った」「そういわれると（私は）つらい」というふうに言ってみることです。もし聞き入れてもらえなければ、いったんその場はあきらめて、また機会を改めてお願いしてみればいいでしょう。家族からくり返し「やめてほしい」とお願いされて、それでもやり続けられるほど本人は無神経ではありません。そこは信用してあげてください。

リレーショナル・メッセージ

会話が良いことはわかったが、話題が思いつかない。何を話して良いかわからない、というご家族もいます。私が理想とする会話は、先ほども述べたとおり「毛づくろい的コミュニケーション」ですから、別に内容はなくても構わないのですが、現実にはそうもいかないのもわかります。

そうした場合に考えていただきたいのが「リレーショナル・メッセージ」です。

これは私の造語ですが、要するに相手を関係性に巻き込むような、パフォーマティブなメッセージ、というほどの意味になります。なにやらややこしそうですが、これは要するに「挨拶」「誘いかけ」「お願い事」「相談事」などを指しています。

いずれも本人の望ましい反応を期待してやるわけではありません。これらはすべて、届くかどうかわからない「お祈り」みたいなものです。これらの働きかけが有効だとすれば、それはこうした働きかけの中に含まれている言外のメッセージに意味があるからです。すなわち、本人に対する肯定的メッセージです。

こじれた関係の中では、「あなたが大事だよ」とか「あなたを愛している」といった〝ベタな〟メッセージは、まともに受け取ってもらえません。その場合、こうしたメッセージは、間接的な形で伝えていくほうが効果的なのです。

例えば、挨拶を続けることは、敵意や悪意のなさを意味します。毎日、笑顔であいさつすれば、「あなたがいてくれてうれしい」という気持ちが伝わるでしょう。

あるいは、誘いかけを繰り返せば、本人に「自分というのは家族にとって一緒に行動して楽しい存在、必要な存在なんだ」と感じてもらえるかもしれません。だから誘いかけというのは、口にするだけで意味があるのです。

同じように「お願い」というのは、「家族にとってあなたの能力が必要だ」というメッセージになるでしょう。相談事もそうです。「あなたの判断力や知性が必要だ」ということです。

これらのメッセージは、本人に家族から個人として承認されていることを伝えることが目的ですから、返事を期待すべきではありません。繰り返しますが、これらはお祈りみたいなものです。本人から反応がなくても、きっとどこかで願いは届いていると信じて、働きかけを続けて欲しいのです。

誠実でわかりやすい態度を

会話をすすめるにあたって大事なことは、わかりやすい態度を貫くということです。できるだけ裏表がなく、わかりやすい態度です。水面下での戦略とか駆け引きとかがあると思われてしまうと、本人の不信感はかなり根強いものになります。

治療のことも含めて、最初から手のうちは全部見せてやってほしいと思います。場合によってはこの本を本人に見せても構いません。もちろん私自身も本人に対して手のうちをすべて見せることにしています。そういうオープンさは、信頼関係を築くうえで、非常に大切なものです。

本人は、家族に対しては恨みと感謝が入り交じった複雑な思いを抱いていることがしばしばあります。いわば、敵か味方かという二つの価値判断の間で分裂しているのです。

家族に責められたり批判されたりすれば、本人も悪い自己を出して対抗します。責められて逆ギレしたり、暴れたりしているときがそうです。一方で、万事控えめにして、本人に対する思いやりと共感に基づいて接していく限りは、本人もだんだんとよい自己を出してきます。よい自己というのは弱い自己でもあるし、親に対して引け目や申しわけなさを感じている自己でもあるでしょう。そういった部分がより多く出やすいような接し方をしていただきたいのです。

何かの事情で、誤解に基づく対立やいさかいが続いていると、家族はしばしば、患者本人の「よい自己」の部分を忘れてしまいがちになります。つまり、患者の長所や向上心、治療意欲、そういった部分ですね。人間はどうしても「今の関係」において相手を評価しがちですから、これはやむを得ないところもあります。

ここに正論とか、何が正しいかとかの価値判断が加わったら、もう本人を責める気持ちしか湧いてこなくなるでしょう。しかしもちろん、本人を責めてみても始まらないし、そうすることで関係は、どんどん後退してしまうでしょう。

治療を中心に考えるなら、とりあえず家族の価値判断は保留にして、何が有効であるか、どうすれば本人のよい自己を引き出すことができるかということの方を考える必要があります。本人のまずは元気だった頃、家族との関係が良好だった頃の本人をイメージしてみましょう。相手の長所、感謝しているところ、などをノートに書き出してみるのもいいかもしれません。相手の良いイメージを大切にしながら接することは、相手の長所を引き出すコツの一つです。ここから万事控えめに、思いやりと共感をもって接するという対応方針につながっていくわけです。

ここで重要になるのが「誠実でわかりやすい態度」です。わかりやすい態度を支えるのは、わかりやすい会話です。

誠実な関係を築こうと思ったら、皮肉や当てこすり、嫌味といったテクニックは、とりあえず抑えていただかなくてはなりません。家族はそうしたことを何気なく口にしますが、本人はしばしば、予想以上に傷ついているからです。

また、会話が少ないご家庭では、お互いに腹の探り合いになってしまっていることがよくあります。

例えば奥さんが何かの弾みにドアを強く閉めた時、その音が本人には「いい加減に仕事に行け」というメッセージとして受け取られる、といったことが起こりやすくなります。うつで休んでいる本人は、しばしばそういう家庭の雰囲気を含む、さまざまなノン・バーバルなメッセージに怯えながら生きているということを忘れないでください。

これとは逆に、家族のほうも本人についていろいろと勘ぐることがあります。本人の態度の表面だけをみて「もうこの人はいっさい治療するつもりがないのだ」と決めつけてしまうこともその一つです。もちろんそれは事実ではありません。会話する関係が成り立つだけで、こうした硬直した関係は徐々に変化していきます。

一緒に食事を取る

とはいえ、生活時間帯がずれてしまうなどして、ほとんどすれ違いのような生活を送っている家族もあります。そうした場合、私はせめて一回だけでも一緒に食事を取ることをお勧めしています。

食事時は、家族が顔を合わせる大切な機会です。会話があればなお結構ですが、まったく口をきかなくても、一緒に食事をする行為は、コミュニケーションに準ずる大きな意義を持っていると私は考えます。

うつ状態で苦しんでいる人は、しばしば家族とも顔をあわせたがらず、食事も一緒にはしなくなってしまうことがあります。本人が一緒の食卓につきたくないという気持ちの中には、ご家族のなんらかの態度が気に入らないとか、言葉で傷つけられたような思いがあるのかもしれません。はっきりした理由があるのなら、それをちゃんと聞き取り、出来るだけ本人の気持ちが楽になるような対応を心がけていただきたいと思います。そのうえで「食事だけは一緒にしよう」とお願いしてみましょう。すぐに実現はむずかしいかもしれませんが根気よく働きかけを続けてみて下さい。

話題の選択

話題の選択は大事なポイントです。とりわけ言ってはいけないこと、「禁句」というのがいくつかあるわけです。それをいちいち列挙する前に、うつで苦しんでいる人の気持ちをリアルに想像してみることが大切です。

もし自分がうつ状態に陥ったら、どんな気持ちになるか。相手の立場に立ってみることはコミュニケーションの第一歩ですね。世間から取り残された不安と焦燥感。同世代の人間に対する劣等感と引け目。家族に対する罪悪感と憎悪。将来への激しい絶望感。これらの気持ちに共感できれば、何を言ってよく、何を言って悪いかが実感としてよくわかるはずです。

以下、「禁句」を具体的に挙げていきます。まずは当然ながら「仕事」や「将来」の話です。「何がしたいの」と聞くことも含めて、この話題は本人を傷つけ、追い詰めてしまうだけです。

それから過去の栄光話、同世代の友人の噂話――「昔のあなたは優秀な子どもだった」「あなたの同級生の○○さんが結婚した」「△△君が就職した」など――も代表的な禁句です。うつでひきこもっている本人は、自分が決定的に同世代から取り残されてしまい、他のみんなは全員うまくいっているという思い込みにさいなまれています。

そこへ家族がそういう話をもちかければ、本人は会話のはしばしに「それに比べて今のあなたは」という言外の意味を聞き取ってしまいます。それはすぐさま、家族への不信感につながるでしょう。

いかなる場合であっても「議論」と「説得」は禁物です。正論や叱咤激励と同じことですが、理詰めで「正しさ」を追求しはじめたら、うつで休職している立場の人は圧倒的に分が悪いからです。

あれもだめ、これもだめでは何を喋ってよいかわからない。そう言われそうですが、そんなことはありません。話してよいことも沢山あります。

まず時事的な話題です。たとえばニュースの話、芸能界の話、スポーツの話。こういう話題は、本人がおかれている状況から距離がありますから、どんどん話していただいて構いません。ただ、政治がらみの話題は、さきほど禁句で述べたような議論につながりやすいところがあります。こういった話題について、もし本人から意見を求められても、論戦にならないように家族のほうが気をつけるべきでしょう。

かりに食い違いが起こっても、たとえば「お父さんは個人的にはこう思う。でもあなたの意見もなるほどと思う。いまは議論はしたくない」と、はっきり意思表示をするほうがいいでしょう。ただ、もちろん純粋に知的なゲームとしてディベートを楽しめるのなら、そこまで反対はしません。

他にも、たとえば犬を飼い始めたら会話が増えたといった話は良く耳にします。その意味ではペットも悪くないかもしれません。あるいはゲームも有意義なコミュニケーションたり得ます。たとえば家族でボードゲームや麻雀を楽しむことは気楽なお喋りと同程度か、それ以上の効果があるでしょう。

恨みつらみの言葉に対して

働きかけを続けていく中で、突然、家族への恨みつらみを口にする人もいます。

家族からすれば、ちょっと後悔していることから、まったく身に覚えがないことまで、まさに「あることないこと」言われている感じです。これほどの批判をぶつけられて、落ち着いて対応できる家族はそういないでしょう。だからこそ、こうした事態を予測して、覚悟を固めておいていただきたいのです。

この手の話題についても、とにかく言いたいことは遮らずに、最後まで言わせ、耳を傾けていただきたいと思います。どんなに本人の言い分が理不尽に思えても、決して遮らずに聞いてください。

つい言質をとられまいとして、本人の言い分にいちいち反論してしまう家族も多いのですが、反論はむしろ「火に油」です。しかし、自分の言い分がかなり無茶であることは、本人もある程度は判っているのです。判っていながら、言わずにはいられない。だから「それは事実ではない」とか「そんな理屈は通らない」といった、「正しい反論」をするべきではないのです。「正しさ」は、さして重要なことではありません。

本人の記憶が不正確で、明らかな事実誤認があったとしても、本人がどのような思いで苦しんできたか、まずそれを丁寧に聞き取ることに意味があるのです。

私なりの表現で言えば、これは「記憶の供養」なのです。たとえ事実ではなかったとしても、そうした記憶を語らずには居られない本人の気持ちに寄り添いながら、少しでもその苦しさを共有するようにつとめること。それは本当のコミュニケーションに入る手前で、家族間の信頼関係をもう一度しっかり築く上でも、どうしても必要とされる儀式なのです。「儀式」ですから、意味や正しさを問うても仕方ありません。

よく「いつも同じことを、毎晩のように、くどくど聞かされるので参ってしまう」とこぼす家族もいます。しかし、そのような家族は、しばしば本人に言いたいことを十分に言わせていません。

いちいち反論はしないまでも、訴えをいい加減な態度で聞いていたり、いかにも面倒くさそうな態度だったりと、本人に不満足感を残していることが多いのです。とにかくきちんと「儀式」につきあって、本人に「十分に聞いてもらえた」という満足感を残さなければ、訴えはなかなか終わらないでしょう。

ルールと交渉

それにつけても本人と家族の関係が難しいのは、どうしても密着した二者関係になりやすくて、第三者の介入を頼めない点にあるでしょう。なぜ第三者が必要かといえば、それは精神分析理論からもあきらかです。母子の密着関係は、父親の介入をうけて距離がもたらされますね。これがエディプス期に起こることで、ラカン的にいえば「去勢」です。適度な去勢のきっかけをもたらしてくれるのが、第三者なのです。

加えて他者の介入は、コフートの解説でも述べたとおり、本人の自己愛の成熟や、社会参加のきっかけとしても有意義なものです。もちろん、家族が他者としてふるまうことも、家族自身が第三者的な役割をになうという点では意味があるのですが。

ここでもうひとつ、第三者的なものを導き入れる方法があります。それは「ルール」を決めることです。

なあんだ、と思われたでしょうか。あるいは「ルール」でいいなら、なぜ「叱咤激励」や「しつけ」はダメなんだ、と疑問に感じたでしょうか。

実は、ルールとしつけは一八〇度異なった方向性をもっているのです。ルールは本人のみならず、親の行動も制約します。しつけは本人のみを縛ろうとします。もうこれだけで、大きな違いです。

例えば、本人には飲酒はまかりならぬと禁止しておいて、家族は家でお酒を楽しんでいたらどうなるでしょうか。おそらく本人は、それを「不公平」と感ずるでしょう。飲酒はダメ、と決めたら、家族も率先して禁酒する。こうやって初めて本人に、「あなたも飲酒はやめてほしい」と要求できるのです。

あるいは本人には治療や就労へ向けた努力をうるさく求めながら、家族は治療に協力するどころか、自分のことだけに専念していたらどうなるでしょう。自分を棚に上げること、今風に言えば「ダブスタ（ダブルスタンダード）」ですね。こうした態度も本人の気持ちを萎えさせてしまいます。

これは言い換えれば、本人と家族との関係性に「公正さ」を導入するための手続きです。公正なルールをしっかり導入することができれば、本人もその枠組みを守らざるをえなくなります。だからこそルールは第三者的に機能するわけですし、本人と家族の関係を風通しの良いものにする力を持つのです。

通院を勧めるには

うつ状態になってしまった本人がなかなか受診しようとしない場合、家族は積極的に家族対応の相談に通い始めたほうがいいと私は考えています。この段階で家族が基本的な対応法の指導を受けることで、家族関係の改善をはかることができるからです。

とりわけ、長く断絶状態が続いているような場合、こうした状態は家族指導のみでも改善できることがあります。

家族関係のはらむ問題は、もちろん事例ごとに異なる部分もありますが、かなりパターン化できる部分もあります。

最も典型的なのは、やはり「叱咤激励」が悪循環を固定させてしまっているような場合です。うつで動けない→家族が不安になる→家族による叱咤激励→ますます本人がうつになる、という堂々巡りです。

あるいは本人が家族に対して被害的になっている場合。家族に被害妄想を抱く→家族との接触を拒む→腹を立てた家族が本人を責める→本人がますます被害的になる、というパターンもあります。

まさにこうしたパターン的な部分については、マニュアル的に対応できるのです。たとえば前者なら、まず叱咤激励をやめさせ、くつろいだお喋りをするように介入・指導します。あるいは後者なら、被害妄想を訴えられても怒らずに耳を傾けるなどして冷静に対処するように指導します。いずれもその程度の介入で、すぐ改善には至らなくともゆっくりと家族関係は改善しはじめます。

このように、基本的な（ありがちな）誤解を訂正するだけで、家族関係が改善する例もずいぶんあるのです。

もっとも、書いてしまえば簡単ですが、実はこの段階が一番エネルギーの要るところでもあります。ここでの指導は、しばしば家族の価値観や倫理観と対立することが多いからです。どうしても本人の状態を「怠け」としかみられない家族の見方を変えてもらうだけでも、相当な手間と時間がかかります。

家族関係が改善すれば、それだけで社会参加へとすすむ事例もありますし、自分から進んで治療場面にやってくる事例もあります。いずれにせよこの段階は、家族を通じて本人に働きかけ、通院に誘いこむ段階でもあるわけです。

なんとか本人を通院させたいと思うあまり、半分だますような形で病院に連れてくるご家族がいます。「ちょっと買い物に行きましょう」「内科で身体検査をしてもらおう」「お見舞いに行くからつきあって」等々。しかし、こうした方法で精神科に連れてこられた方は、最初から腹を立てていますし、二度と通院しようとしなくなります。

あるいはまた、「取り引き」も禁物です。通院してくれたら買い物につきあう、通院してくれたらお小遣いをあげる、などという条件で、通ってもらおうとすることですね。しかし、取り引きに応じて早く受診したところで、やはりそれきりになってしまう可能性があります。あるいはその後何年間も、取り引きなしでは通院してもらえなくなる可能性もあります。早く受診させることよりも、治療者に会おうという気持ちになるまでの過程を大切にしてほしいと思います。あまり焦りすぎると、このように大きな損失をこうむることがあるからです。

本人に話すさい、もってまわった言い方、オブラートでくるんだ表現をしても、あまり役に立ちません。あくまでも率直にストレートに、「あなたのことが心配だから相談に通っている」と話してください。

もし本人が「そんなところに行くな」と怒ったとしても、「家族だけでも行かせてほしい」と、粘ってみてください。家族にはその権利があります。さらに言えば、本人にも実は自分の状態に対して問題意識はありますから、それほど執拗に反対されることはないと思います。

あとは毎回、通院のたびに出がけに一声掛けて誘ってみるようにしてください。もちろんすぐには動かないでしょうが、根気よく続けることが大切です。本人が誘いかけを無視したり断ったりするようなら、それ以上くどくど説得などはしないでいったん引き下がり、家族だけで通院してください。大切なことは「くどさ」よりは「まめさ」です。

家族が通院している事実を告げた後は、次はいつが通院日であるかをカレンダーに記入するなどして、本人にも判るようにしておくことです。

通院日の朝は、かならず一声掛けて誘います。そのほうが、前日に約束させるより有効だからです。また、誘ってから当日までの時間が空きすぎると、当日を待つことが本人にとってプレッシャーになってしまうこともあります。前日には「行く」と決意しながら、一晩たつと「やっぱり行かない」となることも多い。

ですから、やむを得ない場合を除いては、当日の朝に声を掛けることを原則とします。通院は二〜三週間に一度程度のペースがいいでしょう。一ヶ月以上間隔があいてしまうと、誘いの効果は激減するようです。家庭での正しい対応を心がけつつ、こうした働きかけを半年から一年間ほど継続できれば、いずれ根負けした本人が治療場面に現れてくるでしょう。

私の経験からみて、治療に強く反発している人ほど、内心は家族への申し訳なさを感じていることが多いように思います。深刻に見えないのは、みせかけだけのことが多いのです。本人は、家族が自分のために一生懸命動いている姿は細大漏らさず見ています。ですから、はじめはまったく拒否的であっても、だんだんと治療に関心を示してきたり、医師について質問してきたりするようになります。

また、自分のことで家族が通院を続けている申し訳なさも感じないわけではありません。そうしたところから、「借り」の感情がめばえ、心の中に蓄積していきます。この気持ちがピークに達したとき、本人は通院を開始するでしょう。

親御さんには裏表がない態度、とにかくわかりやすい態度をとっていただくのが理想です。例えば家族だけで病院に相談に行ったら、ちゃんと「病院に行ったよ」と本人に伝えていただきたい。

もちろんそのことは本人を怒らせるかもしれませんし、時にはそのせいで口もきかなくなる、などということもあり得るでしょう。しかし、通院していた事実が後で不用意に判ってしまうよりは、率直に伝えたほうが、ずっと怒りは少ないはずです。

しかもそういった怒りは、それほど長続きしないことが多い。実は本人も治療の必要性をどこかで感じていますから、「家族が心配して病院に行くくらいは仕方がない」と思うことができるのです。

なぜそうする必要があるのか？　ひとつは前にも触れたように「腹のさぐり合い」を最小限にするためです。少々不快感を持たれたとしても、不信感を抱かれるよりはましです。

たとえば、うつ病に関する新聞記事の切り抜きや本などを食卓に置いておくとか、部屋のドアからこっそりすべり込ませるとか、こういった行為は本人を動かすどころか、非常に失望させ、不信感を買う結果になります。

どうせ渡すのならば、ちゃんと言葉を添えていただきたい。「私はこの本を読んでとてもよかった。あなたにもぜひ読んでもらいたいからここに置いときますよ」と。意図さえはっきりしておけば、もちろん読まない可能性もありますが、それほど怒ることもないでしょう。本人を怒らせるのは、親が暗黙の内に本人の生活に干渉したり、操作しようとしたりする態度です。できるだけ裏表のない、率直でわかりやすい態度が理想です。

夫婦間で注意すべきこと

家族がうつ状態になるというのは、かなり危機的状況とも言えます。危機的状況は家族の絆を強くもしますが、場合によっては絆を壊してしまうこともあります。とりわけ夫婦の場合は、そうした両極端のいずれかになりやすい。ともに苦難を乗り越えて強くなっていくような、いわばレジリアンスの高い家族であるには、どうすれば良いのでしょうか。ここでは夫がうつ病の場合、妻がうつ病の場合のそれぞれについて、対応のあり方を考えてみたいと思います。

夫がうつ病で仕事を休んでいる場合。こちらの場合については、これまで述べてきた対応が基本となります。本人が安心しくつろげる環境を作って、休養といたわりを主体として、まずは十分な「精神的安静」を確保していただきたいと考えています。

あえて「精神的安静」とカギカッコ付きで表現したのは、このあたりがおそらく一番誤解されがちなポイントではないかと考えるからです。そう、例の「仕事ではうつ状態、遊びでは元気」の問題ですね。

私はうつ状態の特徴の一つとして、好き嫌いが気分の変動に極端な形で反映されやすいことを考えています。言い換えるなら、わずかなストレスの変動が、ひどく増幅された形で、気分状態に反映されやすいということでもあります。

それは本当に「わがまま」なのでしょうか？　少なくとも私が知る限り、この気分変動は不随意的なものです。つまり、本人にもどうにもできない性質のものです。本人自身が「これは単なるわがままではないのか」と自ら疑ってしまうこともしばしばあるほどです。病気としては軽症かもしれませんが、甘えやわがままとして扱うことで事態が好転するとは思えません。

しかし、見方を変えれば、これは「ストレスが少なければ元気に過ごせる」ということでもあります。ならば、ストレスがかからない「活動」はできるだけやってもらうほうが治療的なのではないでしょうか。「病気で休職中なんだから大人しくしていよう」と萎縮してひきこもり生活を送るよりは、ある程度元気になったら可能な範囲で遊びを含む「活動」をするほうが回復のためには有意義であるように思います。

むしろ病気療養中だからといって、楽しく遊んだり美味しいものを食べたりするのを禁欲するというのは、逆効果でしょう。もちろん休職中に海外旅行に行ったりアルバイトをしたりといった活動は、いささかやりすぎです。しかし、一定の節度はふまえた上で、楽しむことも含めた治療計画を立てることは、望ましいことのように思います。少なくとも私は、遊びを楽しめるまでに回復した患者さんを診て不愉快さを感じることはありません。

夫が家庭でどんな気分で過ごせるかは、かなりの程度、妻の態度にかかっています。

病気で休んでいたり、休んでいるのに趣味の活動をしたりする夫に対しては、妻が一番批判的に対応しがちかもしれません。正面切って批判しないまでも、つい皮肉や嫌味を言ってしまうことはあるでしょう。「毎日日曜日でいいわね」「お金無いんだから節約してね」などと。

こういう言葉が出てきてしまうのは、どこかまだ「わがまま」という意識が残っているからでしょう。しかしもちろん、逆効果です。ここは「病気」と割り切って、いたわりの気持ちで向き合いましょう。

うつ病療養中の人にとっては、あらゆる活動はリハビリの意味を持ちます。少しでも楽しく過ごせるように、本人に活動をする余力が生じてきたのなら、むしろ外食や小旅行の提案をするなどして、気持ちの負担を軽くしながら元気づけるような関わりが理想です。

なお、これは本人（夫）に限った話ではありません。別につきっきりの介護が必要な状態ではありませんから、妻のほうも自分の趣味や社交を楽しむ機会をほどよく持ったほうがいい（逆の場合も同様です）。外に活動の場を持つことは、本人の気持ちを外向きにする「呼び水」にもなるでしょう。

いっぽう、妻のほうがうつ病になってしまった場合はどうでしょうか。

多くの場合、女性、特に専業主婦にとって、一番難しいのは「十分な休養を取ること」です。男性は職場に出なければそのまま休めるのですが、女性にとっての家庭はいわば「職場」です。休めと言われても、毎日職場にいるような気分では気が休まらないのも無理はありません。

夫にもいろいろなタイプの人がいます。休めと言いながらも炊事や洗濯などは当然のように要求する人もいますが、これではお話になりません。「自分のぶんは自分でやるからいいよ」というのも無神経な対応です。治療中くらいは家事から全面的に解放してあげる優しさを忘れないでいただきたいと思います。

うつ状態はいずれ病み終わるものですが、長く続いてしまうと、その状態がまるで本来の「性格」であったと感じる人もいるかもしれません。まるで別人のような妻を見ているうちに、そういう思いが高じて「性格の不一致ゆえの離婚」みたいな展開になってしまったら最悪です。うつ状態の言動のパターンは、いわば病気がそうさせているのですから、治ってしまえば収まります。治療中はそのことを信じて、根気よく支えてあげていただきたいと思います。

くり返しますが、うつ状態の主婦を適切に休ませることは、けっこう難しいことです。「どんなふうにしてほしいか」と尋ねても、なかなかうまく言葉にならないこともあるでしょう。「僕が全部やるからゆっくり休んでて」という優しい夫もいるでしょうが、これすらも安心の言葉になるかどうかは一概に言えません。むしろ休養を恩着せがましく押しつけた、と妻が怒り出してしまう場合もあります。

こういう優しい夫の方々にわかっていただきたいことは、主婦が慢性的に感じている劣等感や実存的な不安です。実存などというと大げさですが「自分には存在価値があるのだろうか」という葛藤ですね。ちょっとした家事すら手につかなくなったときの主婦は、間違いなくこうした不安を抱えています。ひたすら休めと言い続けることは、存在価値を削るような言葉になりかねません。

まずはしっかりと話を聞いてあげてください。すぐ「どうしてほしい？」とは尋ねないほうが良いでしょう。結論を急がず、いつでも話を聞く準備はある、ということが伝わればいいのです。また、こういう機会だからこそ愛情に満ちた言葉をかけてあげてほしいところです。家族による評価はなかなか自己評価につながりにくいものですが、大切に思われていることは間違いなく彼女たちの気持ちを支えてくれるはずです。

「何にもしなくていい」と言われるのも、主婦としては辛いものです。家事にしても、できそうなことはしてもらって構いません。また、ひきこもりっぱなしにならないよう気をつけてください。ある程度元気になってきたら、外に出たがる人もいるでしょう。その時は、できるだけ希望を聞いてあげてください。

主婦は、夫や子どもに必要とされているだけでは、物足りないこともあります。パートや習いごとを通じて社会と接点を持ち、友人達と交流することでようやく充実感を感じられる、そんな女性も少なくありません。もちろんやりすぎは禁物ですが、すべて「実験」のつもりで、とりあえずさせてあげてください。コフートの解説でも述べてきたように、自己愛を支えるには家族だけでは不十分で、時には第三者との接点も必要なのです。

女性のうつ状態でもう一点注意が必要なのは、母親との関係です。必ずしも同居していなくても、母親との関係がうまくいかないために、回復が遅れがちになる場合もあるのです。私も以前『母は娘の人生を支配する』（ＮＨＫブックス）という本で書いたように、母と娘の関係は、父と息子の関係にくらべ、はるかに複雑な葛藤をかかえがちです。この機会に、母娘関係を見直し、問題があれば修復に協力することも検討してみてください。

親子関係といえば、子育てもストレスになり得ます。とりわけうつ状態の時は、しばしば虐待が起こりやすいので注意が必要です。孤立状況にあったりすると、ストレスや不満を八つ当たりのようにして子どもにぶつける母親もいます。深刻な虐待ならしかるべき法的対応が必要になるかもしれません。しかしほとんどは、孤立が解消されればおさまることが期待できます。ならば当然のことながら、夫の協力が最も重要ということになるでしょう。

通院にはできるだけ付き添ってあげてください。医師の前でなら、普段夫に面と向かっては言えない事も言えるという場合があります。医師からの注意に耳を傾け、治療同盟の一員であることを確認してください。

病むことは不幸なことかもしれませんが、治療をきっかけに夫婦関係が深まることも珍しくありません。ピンチはチャンス、くらいの心づもりで助け合っていきましょう。そしてもちろん、ときどき夫婦で旅行やレジャー、あるいは映画やコンサートを楽しむ、ということも忘れないようにしてください。早く治りたい一心で治療や休息のことばかり考えてしまいがちですが、それればかりでは余裕がなさ過ぎます。うつ病の治療は一般に長丁場ですから、時には息抜きも必要なのです。

第六章　仕事は薬？「活動」の持つ意味

上司の関わり方

最近、私の外来を訪れるうつ病患者の多くは、仕事のストレスによって発症した人達です。自殺者三万人の時代となって、「職場のメンタルヘルス」はきわめて重要な課題となりつつあります。本書でその全体を見渡すだけの余裕はありませんが、必要最低限のことは書いておきましょう。

うつ病患者への初期段階の関わりにおいて、職場での対応が適切になされているかどうかは、治療の経過を左右するほどの大きな意味を持ちます。

平成一八年に厚生労働省が出した「労働者の心の健康の保持増進のための指針」では、「セルフケア（自分自身で行う対策）」、「ラインによるケア（上司や管理者が行う対策）」、「事業場内産業保健スタッフ等によるケア（社内の保健関係スタッフによる対策）」、「事業場外資源によるケア（社外の専門家等に依頼して行う対策）」の四つのメンタルヘルスケアが重視されています。

このうち、職場での対応に関わるものが、ここに示した「ラインによるケア」です。とりわけ本人の状態を把握し、直接に関わりうる存在として、直属の上司の立場が最も重要と言われています。対応に際しては、直属の上司が中心となって、さらに上級の管理職や、産業医など社内の健康管理スタッフらが連携することが最も理想的です。もちろん本人の治療を担当する精神科医もこの連携に加わります。

このうち直属の上司は、職場環境の全体的な状況を把握しつつ、部下のコンディションについても常に気を配る必要があるとされます。

うつ病にかかわる重要な変化としては、心身の異常や言動の異常、あるいは業務内容の異常として現れてきます。

ここで心身の異常というのは、頭痛や胃潰瘍、動悸や息切れ、不眠や食欲の低下などの身体的な症状、あるいは気分の落ち込みやいらだち、怒りっぽさ、無気力、表情の乏しさなどとして出てくることがあります。

言動の異常としては、遅刻や欠勤の増加、反抗的態度、異性関係のトラブルやアルコール、ギャンブルへの依存、暴言、暴力、家出などが考えられます。

業務内容の異常としては、能率の低下やミスの増加、事故の頻発などとして現れることが多いでしょう。

早い段階でこうした異常な徴候に気付き、対策を立てることが必要とされています。そのためにも普段から、折にふれて「調子はどうですか?」「困っていることはありませんか?」などと尋ねるような態度が望ましいでしょう。部下自身の「気付き」にもつながりますし、こじれる前に相談を受けられれば、速やかな対応で早期解決につなげられるでしょう。

事情の聞き方

異常に気づいたら次になされるべきは、当の部下から事情を聞くことです。もし部下のほうから相談を持ちかけられたら、即時対応が基本です。いそがしくてすぐに時間が取れない場合でも、なんとかその日のうちに三〇分でも話を聞く機会を設けて欲しいと思います。曖昧に後回しにされれば、本人はまともに相手にされていないという絶望感から、相談そのものをあきらめてしまいかねません。

話を聞く場合に重要なのは、受容と傾聴、すなわち指図がましいことを言わずに耳を傾ける姿勢です。基本は第五章で述べた「治療としてのコミュニケーション」を参照してください。会社によっては、管理職向けの「傾聴トレーニング」プログラムを実施しているところもあるようです。

話題としては「何がストレッサーになっているか?」に照準を合わせて聞くと良いでしょう。といっても、「どうしてこうなった?」と問い詰めるのではなく、本人に自由に話をさせる中で推理を働かせて欲しいのです。

主なストレッサーは次の三つです。①仕事の内容や分量、②職場の人間関係、③家庭の状況。もしくは、これら複数の要因の組み合わせです。すぐ対応が可能な場合もあるでしょうが、ストレッサーの評価は慎重に行ってください。状況いかんによっては、産業医との連携ができてから、具体的な対策に移った方が良い場合もあります。

ここで注意していただきたいのは、「価値判断」を控えることです。上司の立場から見れば「そのくらいのことで……」と舌打ちしたくなるような「原因」もあることでしょう。しかし、すでに症状として出ている以上、批判やお説教は何の役にも立ちません。虚心に耳を傾け、思うように仕事ができないつらさを理解してあげてください。

話をいくら聞いてみても、これといったストレッサーがみあたらない場合もあり得ます。昇進や転居など、一般には喜ばしいはずのことがストレスになる場合もあります。こちらの場合、より病理性が高い可能性があるので、早急に精神科医を受診させる必要があるでしょう。

私の経験から言えることですが、原因のはっきりしたうつ状態はまず原因対策が、原因の曖昧なうつ状態には薬物をはじめとする治療が有効です。逆に、はっきりしたストレッサーがある場合、いくら薬を調整してもうつ状態はなかなか改善しません。

産業医の役割

話を聞くことと並行して、本人に会社の産業医への受診を勧めてください。また受診して以降は、対応の仕方について、産業医からのアドバイスを参考にしてください。

本人が産業医を受診したがらない場合もあります。産業医も会社の一員ですから、上司や同僚への不平や不満は言いづらい、もしくは自分にとって不利な情報が産業医経由で上層部に伝わってしまうのではないか、といった不安があるためです。実際には産業医の立場は会社の利害関係から比較的自由であり、もちろん守秘義務もありますから、懸念されるようなことはないのですが、なかなか「心を開く」のは難しいようです。

精神科医の松崎一葉《いちよう》氏は著書『会社で心を病むということ』（新潮文庫）で、産業医は治療に関わるべきではない、という主張をしています。精神科産業医は、メンタルケアを実施するうえで欠かせないコーディネーターたるべし、というのです。

この場合、産業医の具体的な仕事は、本人の相談を受けて、通勤圏内にある社外のクリニックを紹介したり、職場環境の改善を助言したり、復帰のプログラムを組み立てたりすることです。つまり産業医は、前に述べた四つのメンタルヘルスケアがうまく連動するように管理しつつ、全体を俯瞰しながら機能させる役割を担うことになります。

現状を見る限りでは、私もこうした分業があったほうがうまくいくのではないかと考えています。こういう役割分担があるほうが、本人も安心して相談ができるのではないでしょうか。医療的にも二重にチェックがなされることになり、時には産業医と担当医が情報交換や意見交換をすることで、本人の問題がより立体的に見えてくることもあるでしょう。

休職は最低一ヶ月から

うつ病との診断が下り、いったんは休職して病気療養になった場合、私は最低でも一ヶ月は休養を取ることを勧めるようにしています。これは休職後一週間と、復職前一週間は実質的に休養にならないため、一ヶ月間の休みは実質二週間の休養にしかならない、という中井久夫氏の意見に基づいています。

実際、本人の要求に負けて二週間程度の診断書を書くことも時にはありますが、ほぼ例外なく延長する結果になります。先の松崎氏は、薬の効果がしっかり発揮される目安として、約八週間の休養を推奨しています。

休養が決まったら、いったん職場からは徹底して遠ざかることです。休養中は会社のことを考えるだけで不安になるということもよくあります。精神的安静のためにも、いったんは会社のことを忘れて過ごす方がいいでしょう。

薬の効果が出てきて病状が改善してくると、真面目な人ほど復職を焦りはじめます。しかし、回復初期はまだ病状が不安定です。もっとも自殺が起こりやすいのも回復期であると言われています。もし本人の気持ちが「復職しなければ」という義務感だけならば、時期尚早です。それは意欲ではなく、焦りでしかないからです。「復職したい、働きたい」という意欲が出てきてはじめて、復職の検討に入ることができるでしょう。

休養期間中は、会社と本人との接触は必要最低限にとどめるほうがいいでしょう。病状が安定してきたら、産業医や主治医と相談した上で、定期的に状態を報告してもらう、などは構いません。いずれにせよ、復職に至るまでの期間は、治療担当者の指示を受ける形で対応することをお勧めします。

ちなみに私は、休職を確実にするために、診断書を発行したら「これは郵送して、会社には電話で休職することを伝えたほうが良い」と勧めるようにしています。

それというのも、会社によっては、診断書が出ているにもかかわらず業務の引き継ぎなどの口実で本人に出社を強要し、やっとの思いで出社してきた本人に「あと一週間だけがんばってもらえないか」などと説得したりするケースがあるからです。

あげくに生真面目な本人が断り切れずに、必死で一週間出社しようものなら「なんだ、ちゃんとやれるじゃないか」などと、なし崩しに休職させまいとします。本来なら産業医が仲介すべきところですが、産業医がいないような企業で、そういうやり口が横行しているようです。これが噂に聞く「ブラック企業」というものでしょうか。

いずれにせよ、診断書を添えて休職申請しているのに休職を許可しなければ、これは労働契約法第五条に定められた「安全配慮義務違反」となります。これで病状が悪化して自殺が起きたりした場合、遺族に訴訟を起こされたら会社はまず勝てません。病気で休職することは法的にみても正当な権利です。こうした場合、労働基準監督署や弁護士に相談して、休職の権利を主張することをお勧めします。

休職期間中のリハビリテーションについては、あとで述べる「リワークプログラム」なども参考にしてください。

復職の際の注意

さて、休職期間を経ていよいよ部下が復職してくる場合には、どのようなことに気をつけるべきでしょうか。

会社によっては「二度と再発しないように治して欲しい」とか、「完全な状態での復帰を保証して欲しい」などと無理な要望を言ってくることもありますが、身体の病気で数ヶ月休職してきた人にも同じことを求めるのでしょうか。私たち精神科医の目安は、七〜八割の回復に至ったら復職してもらい、職場への再適応を含めた形でさらに治療を進める、というものです。

復職は多かれ少なかれストレスでもあって、かなり回復した人でも、復職後は一時的に不調に陥る場合があります。本人の焦りがそれに拍車を掛けます。この状況を乗り越えられるかどうか、時間を掛けて見極める必要があります。

一般には復職直後の一ヶ月間を「リハビリ出勤」にあてることが普通です。残業を免除するのは当然として、勤務時間も半日勤務から徐々に延ばしていったり、業務内容も負担の軽いものからはじめるなどの配慮が必要になります。この間、上司は、ひきつづき叱咤激励は控え、こまめに声を掛けて様子を聞きながら、適応度を判断する必要があります。

回復度が高ければ、この間で次第に「慣れ」が生じます。回復が不十分なら、だんだん疲労がたまっていきます。先に引用した中井久夫氏は、このあたりの区別を時間感覚の変化として理解することを勧めています。終業時間がだんだん早く感じられるようになるようであれば慣れてきているし、終業までが果てしなく長く感じられるようなら無理をしている証拠、ということですね。

また、復職後も通院の便宜ははかってあげていただきたいと思います。回復しても、再発予防という意味からも、当分通院はやめられません。上司から「もう元気だから通わなくてもいいんじゃないか」などと言われて通院を中断し、再発をくり返すような事例もあります。

実はうつ病再発の危険性については、いまだはっきりした基準はありません。私は通院に抵抗があるケースには「せめてフルタイムで復職してから半年は通院してください」とお願いしていますが、それで再発を防ぎきれるわけではありません。予防という点から考えても、病院とのつながりは簡単に切らない方がいいでしょう。

なお、復職に際しては、よほど大きな問題がない限り、配置転換せずに元の職場にもどすことが一般的です。なじみのある業務なら慣れも起こりやすい、ということもあります。対人ストレスで休職になった場合でも、復帰後は対人関係のありようも変わってくる場合がありますから、異動については復帰してみてから考えるほうが望ましいでしょう。

支援者を支援する

さて、先ほどの松崎一葉氏によれば、労働環境の改善を考える場合、重要なのは、単に「病気に理解ある職場」を作ることばかりではありません。氏の構想はさらに過激です。管理者をメンタルケアの支援者に変えるべく、啓発活動を展開しようというのですから。氏の活動は、いわば「支援者の支援」ということになります。

支援者支援という発想は、ニート支援の現場で玄田有史氏も提唱しています。社会問題と言いうるような規模に至った問題については、当事者を直接支援するだけではとうてい十分とは言えません。

むしろ、彼らの支援者を支援すること。これは、単に多くの当事者を支援する方法として効率が良いばかりではなく、職場環境そのものが、予防的かつ治療的なものになるという効果も期待できます。

この方法のすぐれたところは、ほかにもあります。

ひきこもりや軽症のうつ病患者を治療する場合、医師や薬剤師には処方できないある薬が重要な意味を持ちます。それはすでに本書でくり返し述べてきた「人薬」です。当事者を支える家族や友人、同僚や上司の存在があるか否かで、病気の経過はかなり異なってくるからです。

もちろん、人間関係ならなんでも良い、とは言えません。近い人間関係のストレスで、病をこじらせるのも良くあることです。精神科医をはじめとする専門家の出番は、まさにここにあります。当事者にとって重要な人間関係に介入し、その関係が「毒」から「薬」になるよう変化を促すこと。そう、最終的に鍵を握るのは、やはり〝人〟なのです。

リワークプログラムとは

現在、うつ病の患者さんの復職を目指して「リワークプログラム」の実践が盛んになされています。私の勤務先の病院でも、早くから治療の中にこのプログラムを取り入れてきましたが、これは復職に際してはきわめて有意義なものです。このプログラム導入以後は、治療プランの立て方もかなり具体的になりました。また、会社の上司や人事担当者にも、より明確な復帰プランを提示できるようになりました。

まず、このリワークプログラムについて説明しておきましょう。

これは、軽症のうつ病患者を主な対象としてなされている、新しいデイケアのこころみです。ごく簡単に言ってしまえば、一種の職業訓練であり、復職のためのリハビリテーションです。病院に場所を借りて、通勤のシミュレーションをするわけです。

具体的には、病院にデイケアのための場所を設けて、パソコンなどを並べ、患者はそこに毎日通ってきて一定時間文章を作成したり、仕事の真似ごとをして帰るというプログラムです。何かをして帰ってくるという習慣の再構築に役立ちますし、厳しいノルマとか責任はないわけですから気軽に参加でき、非常に好評です。

軽いうつ病をはじめ、ひきこもり事例などもそうですが、社会参加に際して、こういう中間的なプログラムはますます必要になるでしょう。

一般の精神障害者向けのデイケアは、彼らにとっては軽作業すぎるうえ、他の重症患者さんにまじって作業に参加するのは抵抗も大きいでしょう。かと言って休職中にバイトをするわけにはいきませんから、中間がないわけですね。軽症の方には、負担は軽いけれども通常業務に近い作業をする場所があった方が、リハビリ的な効果があります。

リハビリを促すということも、復職に向けて背中を押していく行為には違いありません。私はこの段階において、十分な信頼関係と目標設定さえなされているのなら、治療者が患者を軽く激励することもあっていいのではないかと考えていますし、自分の外来ではそうしています。そういうやり方で不都合はありませんし、むしろリハビリを通じて復職へのモチベーションを高め、同時に自信を回復してもらうという意味で、このプログラムは非常に有効であるという手応えを得ています。

専門のスタッフが関わる洗練された就労支援プログラムは、将来的にはひきこもりやニートにとっても有用であると思います。たまたま今は休職中、つまり会社に籍がある人だけを対象にしていますから難しいのですが、将来的には仕事のシミュレーション・プログラムをひきこもり向けのデイケア活動として行うことも、きわめて有意義な治療たり得るのではないかと期待しています。

以下、リワークプログラムの内容を少し具体的に述べてみましょう（参考：秋山剛監修、うつ病リワーク研究会著『うつ病リワークプログラムのはじめ方』弘文堂　など）。

もともと精神科医は、職場のストレスを訴えてうつ病になっている患者さんに対しては、診断書を発行するなどして一定期間の休養を確保し、並行してカウンセリングや薬物治療などをすすめるという関わり方をしてきました。しかし、それだけでは必ずしもうまくいかないケースも少なくありませんでした。元気になったので復職してもらっても、ほどなく病状が再発して、再度休職してしまうことが多かったのです。

これはひとつには、復職可能かどうかを見極めるのがきわめて難しい、という問題がありました。少々元気になったとしても、復職して大丈夫かどうかは、実際に復職してみないとわからないのが本当のところです。しかし、それを確かめる方法がない以上は、適当なところで見切り発車をするしかありません。多くの医師が「復職可能」という診断書をそうした曖昧な判断で発行せざるを得なかったのです。もし復職のシミュレーションが可能になれば、こうした判断はずっと容易になります。リワークプログラムには、そうした意味もありました。

このプログラムは、精神科医のみならず、PSW（精神保健福祉士）、臨床心理士、看護師など多くのスタッフが関わる必要があります。

うつ病の患者さんが休職し、ある程度回復して来た頃に、こうしたプログラムがあることを告げ、希望すれば時期を見計らって参加を検討します。そのさい、どんなケースでも参加が可能というわけではありません。一般に対象はほぼ休職中のうつ病患者に限定されており、たとえ本人が希望していても、継続的にプログラムに参加可能かどうかを慎重に審査する必要があります。

リワークプログラムの意義は、身体的リハビリテーションと同様、治療的な意味で負荷をかけ、それを治療に利用することです。毎日定期的に通所し、その場で一定時間の作業プログラムに参加することが、身体的・心理的な負荷となります。参加してみて症状が安定していれば段階的に負荷を増やし、もし悪化すれば負荷を減らすか、いったんはプログラムを中断することになります。参加状況は出欠も含めてスタッフによって客観的に評価され、その結果は復職可能性を判断する重要な資料として、職場の産業医にも伝えられることになります。

このとき、作業への参加態度や作業の効率のみならず、集団のなかでの態度・行動・発言のあり方なども評価されます。その過程で、再発から休職に至るさまざまな要因が検討されることになります。外的な要因としては労働条件や業務内容、職場での対人関係や家庭内でのトラブルなど、内的な要因としては本人の性格、認知の偏り、苦手な状況や苦手なタイプなどがあります。外的要因については調整可能なものは職場と連携しつつ調整し、内的要因に対しては、認知行動療法などの要素を取り入れたプログラムの実践で対応します。また、プログラムに参加する集団の中で対人スキルを学んだり、うつ病に関する教育プログラムの中でうつ病の特性や治療の必要性を理解してもらいます。最終的には体調や病状を自己管理しながら再度の休職を予防できることが目標となるでしょう。治療を通じて自己コントロール感を学ぶことが、最も望ましい治療目標ということになります。

リワークプログラム（復職支援デイケア）の実践例

時間	月	火	水	木	金
9:30	オープン				
9:45〜	足湯（順次行ってください）				
	太極拳（八段錦）				
10:15頃	朝のミーティング（今日の予定の共有・お知らせ・一言）				
10:30頃〜	個別カリキュラム	SST	個別カリキュラム または WRAP	個別カリキュラム	個別カリキュラム
12:00〜 13:00	昼休み				
13:00〜 15:00頃	グループカウンセリング	軽スポーツ	アロマリラクゼーション	アートセラピー	認知行動療法 メディカルレクチャー（月1回）
15:15頃	帰りのミーティング（お知らせ・良かったことなど一言）				1週間の振り返り
16:00	クローズ				

参考までに、私が勤務している病院で実施しているリワークプログラムのスケジュールを示しておきましょう。

「仕事」が薬になる

私は病状のある段階においては、「仕事」も「薬」たりうると考えています。

ここにも「自己愛」の問題が絡んできますが、ここはもう少し広く、「尊厳」の問題、あるいは「社会的包摂」の問題と考えることができるかもしれません。

就労はなによりも生きる糧を得るための活動ですが、それだけではありません。私は仕事の目的として、「食べていくため」のほかに「他者から承認されるため」が重要であると考えています。これは第一章で述べた「生存の不安」と「実存の不安」に重なる話ですね。

就労を通じての社会参加は、それがうまくいっている間は、個人の自尊心を安定させ、自己愛システムの作動に寄与します。なぜなら仕事は「生存の不安」を解消すると同時に、他者との関わりをもたらし、他者からの受容と承認を通じて、自己愛を支えてくれるからです。第四章で述べた自己愛システムにおいて、他者との関わりがいかに重要であったかを思い出しましょう。

ただ、自己愛の健全化、という点では、私は必ずしも「就労」を第一に考えているわけではありません。この点で私がしばしば参照するのは、ハンナ・アレント『人間の条件』（The Human Condition）の議論です。

本書でアレントは、人間の持っている基本的な活動力を三つに分類します。「生命」という条件に対応する「労働」、「世界性」という条件に対応する「仕事」、そして「多数性」に対応する「活動」です。

「労働」とは、人間の生物学的過程に対応する活動力で、主に生命維持や衣食住に関わる活動、食事の支度や掃除や洗濯などが含まれます。労働は消費活動と一体で、労働の産物は後に残らないのも特徴です。

「仕事」とは、人間存在の非自然性、すなわち人工性に対応する活動力で、その意味では「労働」とは区別されます。つまり「仕事」とは、自然物や材料を加工して人工的な物を創造することです。労働とは異なり、仕事の生み出すものは、耐久性があり、後々まで残ります。典型的には職人の手仕事などがこれに該当します。

「活動」とは、人と人とが関わりを持ちながら、「世界」を舞台に関係性の中で何か新しいことを始める、あるいは創始をもたらすことです。「活動」は「多数性」(同じ人間でありながら、相互に異なるユニークな存在であるということ)という人間の条件に結びついていますが、それは「活動」がしばしば「言論」のかたちで、他者とのコミュニケーションを通じてなされることと関係しています。相互人格的なコミュニケーション、人間関係の網の目を通じて始めること、これが「活動」の本質とされています。「活動」は「言論」を通じて他者の中に自分を現していく行為であり、同時に「世界」に意味を与えていく行為でもあります。

ちょっと抽象的でわかりにくい議論ですが、そのぶん応用可能性も広いように思われます。私は少なくとも、人間がなすあらゆる営みが(それこそ「無為」もふくめて)、「活動」たりうると考えています。つまり、その形はどうであれ、それが人間関係の中で自分を現し、同時に世界に意味を与える行為になるのであれば、それは「活動」と考えることが出来る、ということです。そして、その限りにおいて、「活動」は自己愛システムを成熟させる契機となるでしょう。

まずは「活動」から

しかし、話を哲学から現実の臨床に戻すなら、何が「活動」になるかは実にケースバイケースと言わざるを得ません。ただし、多くの人に共通する最大公約数的な「活動」が一般的な意味での「就労」になってしまうことは当然のことかもしれません。主婦にとって家事が「労働」ならぬ「活動」でありうるように、サラリーマンにとっては仕事が「仕事」のみならず「活動」でもある、という意味ですね。

このように「活動」を広く捉えることには、さまざまな意味があります。

まず第一に、まだ病状が重症で就労が不可能であるような場合。こうした場合であっても、私はさまざまな「活動」が可能であると考えています。十分に適切な休養を取ること。治療を受けること。あるいは入院して治療プログラムに参加すること。これらの行動はすべて、社会へ向けて自分を現し、病人という役割に立って世界に意味を与えようとする試みであるがゆえに、「活動」と呼ばれるに値するでしょう。もちろん患者自身がその「活動」に意味づけを与えられれば、その「活動」は自己愛システムの修復を通じて治療にも寄与することになります。

しかしもちろん、この時期にそうした意味づけまで可能になる人は決して多くはないでしょう。むしろさまざまな認知のゆがみやマイナス思考が、あらゆる行動を無意味に感じさせ、本人から気力を奪っていくことのほうが多いように思います。こうした時期に本人の治療意欲を支え、ストレスがかかりすぎないように配慮するのが家族と治療者の仕事、ということになるでしょう。

ある程度回復して来たら、少しずつ活動量も増やしていきます。散歩をしたり、読書をしたり、映画を観たりと、その時点で可能なことを少しずつ試みます。もちろん無理はいけません。何が無理かも良くわからないという場合は、少しだけやってみて、その〝感じ〟で決めれば良いと思います。ここでは、出来なかったことが少しずつ出来るようになるということを実感してもらえれば十分でしょう。

回復が順調な場合は、ここからリワークプログラムに進むこともあっていいでしょう。先を焦りすぎてもいけませんし、かといって惰性のような形で休養が続きすぎるのも問題です。うつ病からひきこもりが起こりがちなのは、この時期に本人が社会復帰に気後れしてしまって、自己愛システムの修復に失敗してしまったためであることが多いように思います。自信がないから何も手につかない、しかし何もしていない自分のことも自己嫌悪、ということの連鎖です。確かにこれでは状況は変わらないでしょう。

私はこの時期までに十分な信頼関係を作っておいて、具体的かつ限定的な目標設定へ向けて本人の背中を押すことはあっていいと考えています。もちろん拒否されたら無理強いはしませんが、その場合は目標設定の難易度をもう少し下げて、再度促すことを試みます。この段階では、治療者が患者の自己愛システムの成熟を促すような「他者」の位置に身を置き、本人の努力を肯定したり、その都度の理想を示して本人を導こうと試みるわけです。

リワークプログラムが利用可能であった場合は、そこから先はプログラムに関わるスタッフとの共同作業になります。また時には職場の産業医や上司、あるいは人事担当者などと連絡を取りつつ復帰の方針を固めていく必要があるでしょう。

「アクティベーション」の可能性

ちょっと唐突ですが、〝薬としての活動・仕事〟という視点から、付け加えておきたいことがあります。

最近、ベーシック・インカムという言葉が良く聞かれます。ベーシック・インカム（Basic Income 以下、ＢＩ）とは、「すべての個人に、無条件かつ普遍的に、生存を可能にする基本的必要を満たすと同時に生産＝表現の自由を行使しうるだけの一定額の所得を給付する」という所得保障を指しています。現状ではまだ実現可能性は低い構想ですが、フリーターやワーキングプアの若者が急増するなど、社会的に排除される人々が日本でも増加しつつある現状を受けて、さかんに議論されているようです。条件を問わずに所得を補償するメリットとしては、資格や条件を審査するための法律や人手が不要なため、福祉制度としては究極のものになるという点があります。

しかし、私が必ずしもＢＩ構想を手放しで称賛しきれないのは、すでに指摘があるように、労働を通じての社会的承認、という視点を捨てきれないからです。これはあくまでも印象論ですが、若くして精神障害に罹患し、生活保護を受給しながら単身生活を送っている患者さん達を診ていると、そのマイナス面にどうしても目が行ってしまいます。福祉によって就労の義務を免除されることが安心をもたらすのも確かですが、その一方で、本人の自己愛を傷つけ、労働以外の活動に関わっていこうという意欲すらも奪っているような気がしてならないのです。

もちろんこうした心理的な問題については個人差が大きいので、一概には言えませんが、そういう事例を見る限り、いきなりＢＩに踏み切るよりは、もう少し就労を通じての社会参加を政策として推し進めてみるほうが現実的ではないかと思われるのです。

宮本太郎氏の『生活保障』（岩波新書）では、雇用と社会保障を連結して考える「アクティベーション」という考え方が勧められています。これは、雇用と社会保障を分けて考えるベーシック・インカムに対する考え方です。その具体的な構想については本書の内容とは直接関係がないので省略しますが、重要なのは「社会的包摂」です。貧困や失業、障害や差別などのために社会から排除されている人たちを、社会の相互的な関係性の中に引き入れて行くこと。それは就労支援に限らず、所得保障や職業訓練、地域における社会参画の促進など、さまざまな形で可能になるでしょう。福祉分野の充実や経済成長、公共事業や企業誘致による雇用の確保などは、社会的包摂を実現していくうえで重要となります。

「経済的な貧困だけではなく、『生きる場』を失っていることが人々を苦境に陥れ、貧困からの脱却それ自体を困難にする。社会的包摂とは、『再分配』と『承認』の統合として理解され

るべきなのであり、それゆえに分断社会への処方箋となっているのである」(前掲書)

このところ、労働を福祉の問題として考える発想が徐々に定着しつつあります。そうした視点から観れば、軽いうつ病やひきこもりのように、障害は持たないが正規の就労をするのはハードルが高い人々に対する、ほどよい就労支援の場所がほとんど存在しないという現状は問題です。

一般の若い失業者向けには、地域若者サポートステーションなどがあり、障害者向けには福祉作業所や企業の障害者雇用枠があります。しかしいずれも、ひきこもりのような「軽いハンデ」を持つ若者は利用しにくいのです。

こうした、通常の労働条件の下では働けない者のための場所として、「中間労働市場」という考え方があります。労働時間や業務内容の負担を軽くし、賃金は応分に支払う形での就労を指しています。一部のNPO団体では自宅でできるパソコン作業などの形で中間労働の場所を作り、ひきこもりを支援する試みがなされていますが、まだまだ十分とは言えません。

こうした試みの最大のモデルは、一九八〇年に設立されたスウェーデンの国営企業、サムハルでしょう。ここに勤務するおよそ二万四〇〇〇人の労働者の、実に九〇%以上は障害者とのことです。サムハルは工場作業や清掃業務、高齢者支援などに人材を派遣し、いまや売上高一二〇〇億円にのぼる大企業になっています。

こうした企業が税金の投入によって支えられている背景には、障害者の自立に対する国民の理解があるといわれます。社会的包摂を考えるなら、単なる経済支援では不十分でしょう。やはり、社会福祉としての就労支援を考えるべきではないでしょうか。

かなり脱線してしまいましたが、私がBIよりも宮本氏の「アクティベーション」という発想に親和性を覚えるのは、自己愛システムを健全に維持するうえで、就労を介しての他者との関わりが欠かせないと考えるからです。くり返しますが、社会から排除された状態、すなわちまったくの孤立状態において、自己愛システムが退行し不安定化することは避けられません。BIの構想には、いかにして排除された人々と社会を相互性をもってつなぎうるかという発想が欠けているように思われるのです。

ひとつ、ヒントになるかも知れない体験を記しておきます。私が診ている患者さんには、障害者年金を受給している人もいれば、生活保護を受給している人もいます。これも統計を取ったわけではないから断定はしませんが、私の経験の範囲で言えば、年金受給者が再度就労する可能性はほとんどありません。いっぽう、生活保護の場合は、リハビリを経て再就労に至ったケースが複数あります。この違いはなんでしょうか。

生活保護を受給している場合、ケースワーカーによる訪問指導が定期的に入ります。年金は、診断書を添えて申請すればそのまま通りますが、ケースワーカーなどによるチェックはありません。この違いはかなり大きいのではないか。つまり、社会との接点が維持されている生活保護の場合は就労意欲が持続しますが、障害者年金にはこうした相互性がなく、社会参加への意欲も活性化されないのではないか。

　ＢＩをめぐる論議を見ていると、悪い言い方をすれば、所得は保障してやるかわりに、社会が彼らに関わる義務を放棄して良いのだ、という印象が捨てきれません。つまりＢＩは、運用の仕方いかんでは、包摂とは真逆の排除の論理を強化してしまいかねないようにも思えるのです。ＢＩのもとで、いかに個人の自己愛システムが失調を来さないようにすべきか、という私の疑問には、まだ明快な答えがみあたりません。

　むろん現時点でＢＩの実現可能性がそう高いとも思われないのですが、さしあたりこの問題は段階的に考えてみることが望ましいようにも思われます。ＢＩの問題としてもう一点挙げておくなら、いざそれが実現されてしまうと、他の政策に比べて後戻りが難しい、ということがあるでしょう。もしそうならば、まずはより実現が容易で可逆性が高いように思われる（異論もあるでしょうが）宮本氏の「アクティベーション」構想の可能性を十分に試したのちに検討することにしても遅すぎることはないでしょう。

第七章　治療より「成長支援」——うつ病と「発達障害」——

気分循環症

この章では、一見「新型うつ」にみえるけれども、実は別の疾患が潜んでいるようなケースについてふれておきたいと思います。うつ状態を呈する疾患は沢山ありますが、例の「仕事中うつ、遊びは元気」というタイプに限っても、鑑別が必要な疾患がいくつかあります。あえて章を分けて触れるのは、ここで解説する疾患と診断された場合、それまでとは治療方針をかなり変更する必要があるためです。

以前紹介した内海健氏『うつ病新時代』では、「双極スペクトラム」という考え方が紹介され、中でも「双極Ⅱ型障害」の重要さが指摘されていました。この疾患はうつ病相に軽躁病相を併せ持つ気分障害のひとつですが、よく似たタイプの疾患に「気分循環症（Cyclothymia）」というものがあります。

実は私は一九九四年に、わが国で最初に「気分循環症」の詳細な事例報告と文献レビューを発表したことがあります（「Cyclothymia（気分循環症）と考えられる一例」藤縄昭編『精神科臨床における症例からの学び方』日本評論社）。

とはいえ、この病気は、特別に珍しい疾患というわけではありません。双極性障害、いわゆる躁うつ病のなかでも、かなり気分変動の程度が軽いもの、と考えていただければいいでしょう。

まずは簡単に事例をみてみましょう。

二〇代に発症し、抑うつ気分を主訴として、長いあいだ就労できずにいた男性です。大学までは過剰適応といいうるほどの状態にあったこの青年は、就労の段階でつまずき、うつ状態となって来院しました。社交的で人当たりもよく、当時すでに就職氷河期であったにもかかわらず、あっさりと大手企業の内定を取りつけてくるような「才能」がありました。ところが、いざ出社という段階になると、うつ状態となって寝込んでしまい、結局ほとんど出社できないまま退職するということを繰り返していました。

遊びの場面での軽躁的なほどの活動性とうつ状態の繰り返しが続き、しまいにはほとんどひきこもりに近い状態となっていました。

私の外来には、つねに数名程度、こうした「気分循環症」の患者がいます。私の経験から言えることは、とにかく治療が難しく、時間がかかることです。場当たり的な対人スキルはきわめて高いのに、就労などの社会参加は著しく不得手なため、結局はひきこもらざるを得ません。そうなると、長期化はほぼ決まったようなものです。

もともと対人関係の不得手な患者ならば、対人スキルのトレーニングが有効な場合もありますが、彼のような事例ではあまり役に立ちません。他人との、とっさの関係作りはたいへん巧みなのですが、いったんできた関係を長持ちさせるのが苦手なのです。この事例にもひところは献身的な恋人がいましたが、本人が浮気をくり返したため、結局は別れてしまいました。

私の外来を受診した時点の彼はうつ状態でしたが、その後の経過を見るうちに、あまりに極端な感情の振幅に気付き、カンファレンスでの指摘を受けて、この診断に至ったのです。その意味では、大変勉強になったケースでもあります。

おわかりの通り、過去の経過をきちんと聞き取れば、この診断を下すことはそれほど難しくありません。参考までに付け加えておけば、私の印象では、気分循環症の患者さんは、「新型うつ」の患者さんに比べても、一流大学を出ていたり大企業に就職していたりと、ある時点までは順風満帆の人生を送っている人が多いように思います。

また、入院のような保護された環境下では、まさしく水を得た魚のように元気になって、行事のリーダーシップを取ったり、ほかの患者さんの相談相手を買って出るようなこともあります。

気分循環症であるとの診断が確定すれば、その治療方針も、うつ病に対するそれとはかなり異なったものとなります。この疾患の場合、抗うつ薬は基本的に禁忌となるからです。なぜでしょうか。抗うつ薬の投与は、簡単に躁状態への変化を誘発し、しまいにはコロコロひんぱんに気分の変わる「ラピッド・サイクラー」と呼ばれる病態に変化してしまうからです。薬物治療には炭酸リチウム、バルプロ酸ナトリウム、カルバマゼピンなどがありますが、詳しくは専門書をご覧ください。

精神療法については、環境調整などについてはうつ病のそれに準じた対応になりますが、そのさい内海氏の指摘する「対人過敏性」（ゆきすぎた他者への気遣い）に対する配慮が必要になります。その意味からも、過去の家族関係の詳しい聞き取りを一度はやっておくことを内海氏は勧めています。

私の考えでは、彼らの最大の不幸は「本来の自分」のイメージが軽躁状態の自分と一致してしまっている点です。それが病的な状態なのだと自分でわかっていても、あの「絶好調の自分」を一〇〇とすると、平時の自分は七〇くらいでしかない、といった不全感がつきまといます。

時には軽躁状態を再現するためだけに、抗うつ薬を求めて医師を転々とするような事例すらあります。彼らが時にアルコールや薬物などの依存症を合併しやすいのも、高揚感や強い刺激を求めてのことかもしれません。

しかし、彼らが本当に回復するためには、「絶好調」のツケを必ず払わされることを理解して、「そこそこ」で満足することに甘んじてもらう必要があります。難しいことですが、薬の力を借りてでも、たとえ時間がかかっても、その境地を目指す必要があるのです。

境界性人格障害

「うつ病」と誤診されやすい問題として「境界性人格障害」があります。

通常、人格障害は、ほかの精神障害とは分類が異なるのですが、境界性人格障害だけは慣例的に精神障害の一種として取り扱われることが多いため、ここでふれておきましょう。

この患者も、はじめは単なるうつ気分や無気力を訴えて病院を受診してくることがしばしばあります。しかし、治療を始めてしばらくすると、単なるうつ病では考えられないほど不安定となり、リストカットをくり返すなどの行動化がみられるようになります。

典型的な事例を示しておきましょう。

初診時二〇代前半の女性です。

高校を卒業してからうつ状態となり、リストカットなどがみられたため精神科を受診していました。しかし、抗うつ薬がなかなか効かず、過食嘔吐や家庭内暴力、万引きなどの問題行動がみられるようになりました。大量服薬の自殺未遂をくり返しては何度も入退院をくり返し、病院内でも飲酒などの問題行動がみられました。アルバイトを試みるもなかなか続かず、対人関係、特に男性関係が不安定でした。結局、大量服薬で七回目の入院治療を受けた後、他の精神科に転院となりました。

この患者の特徴は、とにかく一貫して不安定であったことです。気分も行動も対人関係も物の見方も、すべてにおいて不安定。ただしそれは、うつ状態でひきこもっている間はみえません。治療によって活動的になり、対人関係なども少しずつ増えてくると、本来の問題もまたあらわになってくるのです。

原因としては、人格障害だけにその養育環境、とりわけ母子関係に問題があったという説明がなされています。このあたりは仮説にとどまりますが、彼らの不安定さは、「自分の内面が空虚である」という自己イメージによることは間違いないでしょう。

彼らはそうした空虚さを急いで埋め合わせようとして必死でもがきます。空虚さを埋めてくれそうな対象を取り込んだり、依存したりすることで、自分のイメージを安定させようとするのです。しかし、その試みは大体失敗します。

なぜなら、彼らの判断は常に極端に偏りがちだからです。人間関係も「敵か味方か」のいずれかの極端でしかとらえられず、尊敬していた相手のことも、ちょっとしたことで恨んだり憎んだりするなど、評価もしばしば変わります。彼らはつねに物事の白か黒かをはっきりさせようとするあまり、グレーゾーンの存在を認めることができません。

こうした病理を精神分析では「分裂」と言います。常にものごとを、「良い対象」と「悪い対象」のいずれかに分けて考え、さらに「良い対象」には優しくて素直な「良い自分」として接し、「悪い対象」にはひねくれて攻撃的な「悪い自分」で接するという態度。そう、対象も自分自身も「良い—悪い」に分裂させてしまうのです。

でも、判断の基準として「白か黒か」しか知らない、というのは、言うまでもなく「未熟さ」の問題でもあります。境界性人格障害の対人関係や行動、あるいは感情が不安定なものになりがちなのは、そういった未熟で極端な態度が根底にあるせいでもあるでしょう。

ただし、こうした物の見方は、私たちにもしばしばみられます。健康とみなされている人でも、ある状況下では、一時的に彼らと同じような振る舞いをしてしまうことがある。地位も名誉もある男性が、のぞきやストーカー行為に走ったりするような場合もそうですね。私はもちろん、誰の心にも境界性人格障害が住んでいる、と言いたいのですが。

境界性人格障害の中には、自傷行為や自殺未遂、家庭内暴力などといった問題行動がしばしばみられます。とくに自傷を繰り返す人の中には、この診断に該当する人が多いように思います。こうした症状を「行動化」といいます。内面的な葛藤を、言葉ではなく衝動的な行動で表現する、というほどの意味です。

また、友人や治療者を操作する傾向が強いのも、この患者の特徴です。治療者を神のように持ち上げたり、そうかと思えば無能な存在として罵ったりと、相手の感情にたくみに訴えてゆさぶりをかけてきます。時には治療スタッフを敵味方に分けて、スタッフ間で摩擦が起きやすい状況を作ることもあります。こうした他人を操作する傾向が、もっとも境界性人格障害らしい特徴ではないかと私は考えています。

彼らは孤独がきわめて苦手です。行動化も操作的傾向も、彼らなりに見捨てられまいと必死で努力した結果、そうなっていることが多いようです。こんなふうに人間関係にしがみつく傾向は「対人嗜癖」（人間関係への過度な依存）などと呼ばれることもあります。

この状態もきわめて治療は難しい。というか、簡単に治る事例には、まずこの診断はつきません。時間をかけて成長を支援するような治療になりますし、自傷などの行動化についてはルールや治療契約などで枠付けをしながら対応することになります。

いずれにせよ、本書でうつ病について述べてきたような環境調整や「人薬」などで対応できるレベルの問題ではありませんので、疑わしいと感じた場合は、必ず専門家の診断と治療を受ける必要があるでしょう。

発達障害

最近、発達障害をめぐる議論がさかんになされるようになりました。

その結果、軽いひきこもり傾向や対人困難に対してまで、安易に「広汎性発達障害」などという診断がくだされがちな風潮が拡がっています。脳波やCTなどの身体的な検査ではなく、DSM－Ⅳなどの診断基準に基づく診断であり、この診断基準はかなり恣意的な解釈の余地があるため、こうした過剰診断の風潮を助長しているように思えます。

たとえば、DSM－Ⅳの診断基準は以下のようになります。

A 以下のうち少なくとも二つにより示される対人的相互作用の質的な障害。
（1） 目と目で見つめ合う、顔の表情、体の姿勢、身振りなど、対人的相互反応を調整する多彩な非言語性行動の使用の著明な障害。

(2) 発達の水準に相応した仲間関係をつくることの失敗。
(3) 楽しみ、興味、成し遂げたものを他人と共有すること(例えば、他の人達に興味あるものを見せる、持って来る、指さす)を自発的に求めることの欠如。
(4) 対人的または情緒的相互性の欠如。

B 行動、興味および活動の、限定され反復的で常同的な様式で以下の少なくとも一つによって明らかになる。
(1) その強度または対象において異常なほど、常同的で限定された型の一つまたはそれ以上の興味だけに熱中すること。
(2) 特定の、機能的でない習慣や儀式にかたくなにこだわるのが明らかである。
(3) 常同的で反復的な衒奇的運動(例えば、手や指をぱたぱたさせたりねじ曲げる、または複雑な全身の動き)。
(4) 物体の一部に持続的に熱中する。

C その障害は社会的、職業的、または他の重要な領域における機能の臨床的に著しい障害を引き起こしている。

D 臨床的に著しい言語の遅れがない(例えば、二歳までに単語を用い、三歳までに意志伝達的な句を用いる)。

E 認知の発達、年齢に相応した自己管理能力、(対人関係以外の)適応行動、および小児期における環境への好奇心などについて臨床的に明らかな遅れがない。

F　他の特定の広汎性発達障害または精神分裂病の基準を満たさない。

どうでしょうか。私見では、ちょっと強迫的だったり、あるいはオタク趣味があったりするひきこもり事例は、その大半がこの診断基準を満たしてしまうように思います。

しかし、そうした安易な診断（というか「レッテル貼り」）に治療的な意味があるとは思えません。発達障害を特徴付けるのは、あくまでも脳の器質的障害に基づく独特の認知障害、機能障害であって、それを明らかに伴わない事例にまでこの診断を下す意味が、私には理解できないのです。

いきなり否定的な見解ばかり述べてきましたが、しかしその一方で、私は最近、これまでひきこもりや統合失調症、あるいはうつ病と診断して治療してきた患者さんの中に、発達の問題を抱えている人の存在に気づく機会が増えてきました。つまり、発達障害の診断にかなり慎重派の私ですら、日常臨床においてその存在を無視できなくなりつつある、ということです。

うつ病との関連では、たとえばこんな事例がありました。

三〇代の男性です。もともと友人は多くはなかったのですが、特に発達の遅れなどは指摘されずに経過していました。大学に入学してからほかの学生と接することが次第に辛くなり、視線恐怖やうつ気分がみられるようになりました。このため精神科を受診し、症状が悪化するたびに入退院をくり返しました。これまでの入院歴は一〇回以上にも及びます。

しかし治療を続けても対人困難感はほとんど変わらず、次第に自分の部屋にひきこもるようになりました。治療者の勧めで外来のデイケアに通うようになり、一時期は定期的に通所していたものの、まわりのメンバーにどうしても馴染むことができず、自殺願望や飲酒、家庭内暴力などの行動が増えてきました。

経過だけを見ると、うつ病からひきこもっていった典型的な事例にも思えますが、問題は治療を始めてからそろそろ一〇年になろうというのに、デイケアですら親しい対人関係を持つことができずにいる点です。

程度の差はありますが、いわゆる「新型うつ」の患者であれば、「人薬」の章でも述べたとおり、対人接触はむしろプラスに働くはずです。しかし彼の場合は、一貫して対人関係は苦痛と悩みの原因でしかない。

そこで自閉症の簡易検査を行ったところ、アスペルガー症候群が強く疑われる、という結果が出ました。このため、もう一度生育歴を詳しく聴き取り、他の心理検査なども施行した結果、男性の診断は「アスペルガー症候群」に変更になりました。うつ状態やひきこもりは、この疾患に基づく二次的な症状だったということになります。

この経験から言えることは、発達障害の二次障害としての「うつ状態」は意外なほど多いのではないか、ということです。

重度の自閉症はともかく、アスペルガー症候群の場合、基本的に知的な障害はありませんから、大学卒業くらいまでは周囲にも気づかれずに経過することがあり得ます。また彼らは、対人関係において「社交的なキャラ」を装うことがあります。根本的な共感能力が欠けているにもかかわらず、対人場面では一見普通に振る舞っているように見えるのです。

就労などで厳しいノルマや利害関係の絡む対人環境にさらされると、もともと持っていた対人関係の障害が、徐々に問題となってきます。その結果うつ状態になったりひきこもりになったりして精神科を訪れるのですが、なかなか正確な診断が付けにくく、誤診されたまま不適切な治療を長く受けることになりがちです。

私自身、発達障害の専門家ではなく、事例の経験もほとんどありません。成人の発達障害事例についてては、ほぼ文献からの知識だけで対応せざるを得ないのが現状です。なにも自らの誤診の自己弁護をしようというわけではないのですが、私に限らず多くの精神科医が同じ経験をしているのではないでしょうか。

医療の外側では過剰診断（ラベリング）の風潮が進み、内側ではその存在にすら気づかれないまま経過している成人の発達障害事例が多数存在するという現実。このギャップを早急に埋めないことには、不適切な医療で二次障害をこじらせる事例の増加を止められないでしょう。「専門外」のことなので、これ以上のことは専門家に任せようと思いましたが、少しだけ補足しておきます。

発達障害、とりわけアスペルガー症候群を抱えた患者は、通常の意味での「治療」の対象にはなりません。これは先天性の疾患なので、後天的に発症するうつ病のようには治療できないのです。しかし、発達の問題である以上、さまざまな「療育」指導などによって、適応度を高めることは可能です。神田橋條治氏の名言を紹介しましょう。「発達障害は、発達します」(『発達障害は治りますか?』花風社)。

また、二次障害としてのうつ状態、家庭内暴力、幻覚や妄想などについては、それらにみあった薬物治療が有効です。これはあくまでも対症療法であり、より本質的な「療育」はそうした症状の除去と並行して進めていく必要があるでしょう。

治療方針においては、この診断が下された場合、もはや通常の意味での「人薬」には頼れません。対人スキルを高めようとする方向付けは本人には不適切で、むしろいつまで経っても周囲に馴染めない自分に自信をなくして、この事例のように自殺願望を持ってしまうことすらあります。

むしろ本人に少しでも得意な分野があるような場合は、そちらのスキルを伸ばすように働きかけた方が、自信回復や適応度の改善につながりやすいように思います。ただし、これも誤解が多いのですが、発達障害の人は、常人にはない特殊能力(たとえば超人的な暗算能力など)を持っている、と思われがちです。いわゆる「サヴァン症候群」ですね。しかし、すべての発達障害が、そうした特異な才能の持ち主ばかり、というわけではありません。

ながらく統合失調症との診断でデイケアに参加していた事例が、やはりアスペルガー症候群であったとわかったため、デイケアを中断して一般の作業所を紹介したこともあります。

デイケアにはなかなかなじめず欠席が多かったのですが、作業所では単純な作業に没頭しているだけでいいので、こちらは熱心に通所し、それとともに状態も安定していきました。単純作業に限らず、アスペルガーの方の中には、パソコンが得意だったり、機械いじりに才能を発揮する人もいます。最終章でも述べますが、そうした技能のスキルアップは、間接的に全体の改善にもつながる場合があります。

接し方の基本方針はうつ病の場合とそれほど異なるわけではないのですが、ご家族はできれば家族会などに参加して情報交換をしながら、ほかの家族のさまざまな工夫を参考にされることをお勧めしておきます。

第八章　セルフケアの考え方

自己啓発の問題点

さて、最終章では、主に「セルフケア」について考えてみたいと思います。

セルフケアとは、その名の通り、自分で自分のメンタルヘルスを管理することです。一般的には簡単なチェックリストなどを用いて自分の状態をチェックすることなどが言われますが、ここではもう少し広く、積極的なメンタルヘルスの維持をどのようにするか、ということについて考えてみたいと思います。

効果が確実で一般に勧められるセルフケアの方法としては、「運動療法」や、本やノートを用いておこなう「認知行動療法」があります。ただ、いずれも私の専門外であり、本書の趣旨とは直接関係を持たないので、関心のある方はそちらの専門書をご覧ください。ちなみに後者でよく読まれている本としては、デビッド・D・バーンズ『いやな気分よ、さようなら』（星和書店）が有名です。

ここでついでに触れておきたいのが「自己啓発」の問題です。

私が想定している自己啓発とは、さまざまな心理療法のテクニックなどを応用して「ポジティブ・シンキング」を身につけ、「コミュニケーション・スキル」を高め、高い情報処理能力で仕事の能率もアップし、経済的にも成功して「勝ち組」人生に至ることを全面的に肯定するような態度全般を指しています。

現在書店には、この手の自己啓発書が山と積まれています。長引く不況や雇用状況の低迷など、若い世代を中心に不安が高まっています。社会を変えることができない以上、自分を変えて勝ち残るしかないという発想が出てくるのは自然なことでしょう。

これは第一章で述べたような、現代社会における効率主義、あるいはコミュニケーション偏重主義などがもたらした一つの考え方です。中には、自己啓発的な手法でうつ病を克服しよう、といった内容の本すらあります。

とんでもないことです。

治療の考え方は、少なくとも「自己啓発」とは対極にあります。「新型うつ病」の広がりの背景にあるのが、まさに効率主義的な考え方の蔓延であるのなら、これは当然のことでしょう。例えば、香山リカ氏の『しがみつかない生き方』(幻冬舎新書)は、こうした状況へのカウンターとして広く読まれたのではないか、と私は考えています。

また、それでなくとも、人格や自分の行動パターンを急激に変えたいという願望はきわめて危険です。そうした変化をもっとも確実に起こす手法が、いわゆる「マインド・コントロール」ですが、その効果は極めて不安定であり、後遺症としてうつ状態や自殺などが起こりやすくなることがすでに指摘されています。

私の経験では、ある精神症状が確実に回復、安定するために要する期間が最低三ヶ月です。

まして、生活習慣や性格傾向レベルの変化が定着するには、どんなに急いでも二～三年はかかります。変化だけなら数ヶ月でも起こりますが、そうした早すぎる変化はなかなか定着せず、すぐに元に戻ってしまいやすいのです。

もちろん自己啓発的な方法論で人生が変わる人もいるでしょう。しかしそれは、かなり健康度とポテンシャルの高い、ごく一部の人に限られるのではないでしょうか。「誰でも変われる」といった謳い文句を掲げながら、失敗しても自己責任と言わんばかりの自己啓発業界には、苦々しい思いを禁じ得ません。

セルフケアに「人薬」をどう活かすか

すでにおわかりの通り、私はうつ病の治療、とりわけその回復期における対人関係の大切さを繰り返し強調してきました。良好な対人関係は、私の言い方で言えば、自己愛システムの補強を通じて、私達の心身を安定させ、健康に近づけてくれます。

第六章で紹介したリワークプログラムにしても、単なる復職シミュレーションとしての意味以上に、定期的に人に接することの意味がきわめて大きいのです。

ですから、いままさに回復期にある人に向けて、もう一度言っておきたいことは、ある程度元気になってきたら、いきなり復職を考えるよりも、まず人の中に入っていこう、ということになります。

同居している家族がいる場合、まずは家族との関係が大切です。家族が無理解で、家族関係が不安定なままだと、どうしても気持ちが外向きになれないでしょう。本書なども参考にしつつ、家族にも基本的対応を理解してもらうところからはじめることをお勧めします。

普段から接点のある友人・知人には、ときどき会って話を聞いてもらうことです。長くわずらっていると、さまざまな引け目から、つい知人とは疎遠になりがちなものです。しかし言うまでもなく、友人や知人との関係は大切な「人薬」でもあります。なかなか会えない場合でも、手紙やメールなどで関係のメンテナンスをしておきましょう。すでに面識のある相手については、メールやSNS、ツイッターといったコミュニケーション手段は強力な武器になります。大いに活用しましょう。

逆に、回復期にあまり新しい人間関係を広げることはお勧めしません。もっとも、うつ状態ではとてもそんな気になれないとは思いますが。ただし、治療に関わる場所でさまざまな当事者の方と交流することはむしろお勧めです。たとえば、病院や精神保健福祉センターで運営されているデイケアサービスは、メンバーの病状の程度やスタッフの質にもよりますが、比較的安心して利用できる場所といえます。

あるいは、治療ということで言えば、うつ病患者の自助グループなども有意義です。同じ意味で、当事者も参加できるタイプの家族会に出席してみるのもいいでしょう。ある患者は、自分でみつけてきたグループカウンセリングの場を、対人交流の場としても活用していました。

それにしても、対人交流の場としてどんな場所が考えられるかについては、なかなかまとまった情報がありません。以下に、私が経験した範囲で有意義だった場所をいくつか記しておきますので、探す場合のヒントとして役立ててもらえれば幸いです。

第四章でも述べたとおり、場合によっては時々雑踏に紛れてみることなども、有益な対人刺激たり得ます。最近の若い患者は、よくスターバックスなどのカフェで長時間過ごしながら「人間観察」を楽しむことがあるようですが、これはなかなか良いアイディアだと思います。静かに長時間過ごせる場所としては、図書館もお勧めです。このほかにも通院している病院の待合室が交流の場を兼ねていたり、釣り堀やゲームセンター、バイクショップなどに通ううちに自然に仲間関係が生まれていったり、そういう場は意外なほど、いろいろなところにあるものです。

なんらかの趣味があるような場合には、その趣味もしくはそれに近いところでサークル活動やファンクラブなどに入ってみるのもいいでしょう。その延長で言えば、「習い事」がありまず。一般的にはカルチャーセンターや英会話スクールなどがありますが、ヨガ教室や太極拳などは、運動も兼ねられるのでお勧めです。免許がなければこのさい教習所に通ってみるのもありでしょう。変わったところでは通信制の大学や大学の聴講生として、学びながら仲間を作ったケースもありました。

私はあまり積極的に宗教活動をお勧めする気にはなれませんが、複数のケースが教会などで親密な関係を保っているのを見ると、お金がかからず縛りのきつくない場所として利用可能なら、それも悪くはないかなと考えています。ただ一般に新興宗教系はほぼ例外なく金銭的負担がきつかったりノルマがあったり「抜けたら地獄に堕ちる」といったような脅迫があったりで、こちらについては近寄らないに越したことはありません。

もう少し就労に近い位置づけということなら、ボランティア活動という手もあります。ボランティアセンターなどに問い合わせてみれば、何かしら興味を引く活動があるかもしれません。若いうつ病の患者さんで、治療の他に就労の問題を抱えているような場合は、治療がある程度すすんだところで、地域の就労支援サービスを利用してみることをお勧めします。障害者向けの地域生活支援センターや、地域若者サポートステーションなどは利用価値が高く、私もしばしばお世話になっています。要は就労を無理に押しつけず、多少は居場所的な機能を持っている所、ということになります。

最後に一点、対人交流の場としての「入院」についても触れておきましょう。

もちろん重症度という点から言えば、軽いうつの方に入院を勧めるのはおかしな話です。しかし、ある程度は改善するけれどもずっと足踏み状態、一進一退が続いている、というような場合は、入院がひとつの転機となりうるのも事実です。

もちろん、入院なら何でも良いわけではありません。重症患者の多い閉鎖病棟のような環境では逆効果でしょう。軽症者中心の全開放病棟で自由度の高い生活環境が最低限必要となります。

第四章でも述べたとおり、入院が意味を持つのは、まさに「他人の中で生活する」からです。保護された環境下で規則正しい生活を送り、薬物治療もこまめに状態をチェックしながら調整できる、という利点はもちろんあります。しかし私の実感としては、家族から離れて安全な対人環境のもとで暮らすということが、最も重要な要因のように思われるのです。

ある程度確実な成果を短期間で挙げたいというような場合、この意味での「入院」についても、一度は検討してみる価値があるでしょう。

治療的変化を起こす三つの方法

とはいえ、うつ状態や後ろ向きの考え方を何とかしたい、と考える方も多いことでしょう。精神科での治療はそのための確実性の高い方法の一つですが、それだけがすべてではありません。

私は本書で、「人間関係」と「活動」が持つ治療的な意味を強調してきました。自己啓発業界に近い言葉で、私が唯一「使える」と感じたのは、次の言葉です。

「人間が変わる方法は三つしかない。

1　時間配分を変える

2　住む場所を変える
3　つきあう人を変える
最も無意味なのは、決意を新たにすることだ」（大前研一ほか『時間とムダの科学』プレジデント社）

誤解がないように言い添えておかなければなりませんが、この言葉は、そのままでは治療には使えません。「変わる」とは書いてありますが、「改善する」とは書いていないことに注意しましょう。悪い環境に引っ越したり、悪い仲間とつきあったりすれば、その人は確実に悪い方に「変わる」でしょうから。

それも含めて、この言葉には一定の真実があります。また、いくら良い環境に引っ越したとしても、「引っ越しうつ」になったりすることもありますから、「変わる」ことは「賭け」になりますね。

ただ、この言葉を治療的に変換するなら、こんなふうになるでしょうか。

医療以外の方法で治療的変化を起こすには少なくとも三つの方法がある。
1　生活習慣を変える
2　環境を変える

3　対人関係を変える

こう言い換えるなら、大前氏の言葉は、私の治療方針とかなり重なります。

本書ではとりわけ2と3について、重点的に述べてきました。1に関わる部分では、「活動」の大切さに関する章が近いかもしれません。回復期には積極的になんらかの「活動」に取り組むこと。それはあらたな生活習慣を獲得しましょう、ということにもつながります。一見治療とは無関係に見えるさまざまな活動が、結果的にうつ状態の改善にもつながること。これは、こころの特性も関与しますが、もうひとつ、神経系のネットワークの特性とも関係があるように思います。

「音楽療法」の話

突然ですが、ここで私が最近関わっている、ある音楽療法の話をしましょう。

これは、私の知人である声楽家の佐藤宏之氏の経験です。

佐藤氏は声楽家としてあるいは指揮者として国際的に活躍する傍ら、自宅で声楽の個人レッスンを行っていましたが、どうしたはずみか、ある時期からひきこもりや発達障害の問題を抱えた若者のレッスンに関わるようになりました。もちろん声楽のレッスンですから、いかなる治療的な意図もなく、ただほかの生徒と同じように淡々と指導を続けていました。

しかしここで、予期せぬことが起こります。なんと、声楽のレッスンを続けるうちに、問題を抱えた生徒の状態が、つぎつぎと改善していったのです。

たとえば、ある三〇代の男性は、大学時代にうつ状態を発症し、無気力でひきこもりがちの生活を送っていました。その後精神科を受診したところ統合失調症と診断され、薬物治療を受けましたが改善はみられませんでした。その後自宅で大声をあげる、母親への家庭内暴力、自殺企図などの症状が出現して入退院をくり返すようになりました。

佐藤氏が母親からの依頼で声楽レッスンを開始したところ、約半年後からこれらの症状は次第に改善し（途中、治療は中断していました）、現在は塾の講師として勤務しながら税理士の試験に合格するなど、社会適応度においてかなりの改善を示しました。

この事例に限らず、複数のケースでこうした改善が起こり、これはどういうことなのかと佐藤氏から相談を受けました。依頼を受けて私は佐藤氏の自宅を訪ね、実際のレッスンぶりを観察して、あきらかにこの指導法は治療的な影響をもたらしているという手応えを感じました。

音楽療法そのものには、すでに長い伝統があります。一般には病気や障害の改善を目的としてなされる音楽行為全般を指しますが、その位置づけは代替医療もしくは補完医療というものになります。つまり、カタルシスやリラックスを目的としてなされることがほとんどで、本来、積極的な症状の改善を目指すようなものではありませんでした。

しかし、佐藤氏のレッスンには、通常の音楽療法とは比較にならないほど治療的な影響がある。しかもその影響は、「発声が良くなる」「歌がうまくなる」といった本来の目的の副産物として生ずるのです。これはかなり、画期的なことではないでしょうか。

佐藤氏の手法はその後「声楽療法（ベルカント・セラピー）」と命名され、私の勤務先の病院でもOT（Occupational Therapy：作業療法）プログラムの一環として佐藤氏が直接患者の指導にあたっています。定期的な参加者も多く、当院OTの人気プログラムの一つとなっています。

集団のレッスンであることや不定期であるといったハンデはありますが、私自身の見ているケースでもあきらかにうつ症状に伴う疼痛が改善するなど、なんらかの有効性があることは間違いないように思います。

佐藤氏の声楽療法については、二〇一〇年の第四二回日本芸術療法学会でその成果を発表し、大きな反響を呼びました（現在、論文化と書籍化を進めているところです）。

くり返しますが、この手法が治療的な意味を持つとしたら、かなり画期的なことです。

音楽療法はいわゆる精神療法に近い位置づけの治療になりますが、声楽療法では「診断」や「個人の内面」は一切問題にしません。もちろん向き不向きはありますし、脱落事例も少数ながらいるそうです。

しかし、通ってくる生徒については、ひたすら「上手く歌う」ことだけが目標となります。にもかかわらず、診断や分析、解釈に基づいた治療法よりも高い成果を上げているかに見える。

これはなぜなのか。

声楽療法の特徴としては、次の三点があります。
（1）治療そのものを目標とせず、上手く歌うこと、すなわち技術的向上を目標とすること。
（2）そのさい上半身を中心に、横隔膜などいくつかの筋肉を増強するための反復訓練を行い、十分な発声練習をしたのちに、実際に歌うという手順を踏むこと。
（3）指導に際しては、否定の言葉を用いない、飽きさせない工夫をするなど、巧まざる精神療法的な工夫がなされていること。

従来の音楽療法には、「治療」という視点はあっても、「技術的な向上」という視点はほとんどありませんでした。芸術療法一般にそうですが、「上手に描く」「上手に歌う」という評価基準が、どこかタブーとされてきたためもあるでしょう。

しかし佐藤氏の指導は、あくまでも技術的な向上に照準しています。これは佐藤氏なりの考えあってのことです。欠点をひとつずつ潰していくのは、効率が悪いし生徒も萎縮する。それよりも長所をひたすら伸ばしていけば、欠点はおのずから改善していく。

これは言い換えるなら、部分の向上は全体の改善を牽引するという発想です。そして、まさにこのような「向上」の体験そのものが治療的に働くということ。これはわれわれにとって、完全に盲点でした。

「治療」とはなにか。それはまずなによりも、病気によって欠けた部分を補い、過剰な部分を抑えるなどして、「健康という標準」を目指すことでしょう。要はバランスの回復に努めていけば、自然治癒力の発揮を助けられる、という発想です。

しかし私たちは、バランスの回復にかまけすぎて、平均以上の能力的な「向上」や「上達」といった方面にはあまり関心を向けてきませんでした。少なくとも、精神医学にはこの発想はほとんどありません。

それではなぜ、声楽レッスンが治療的作用を持ちうるのでしょうか。

まず、レッスンに定期的に通ったり、人とふれあったりすることによる心理的刺激がありま す。これに歌唱や筋肉トレーニングなどの生理的刺激が加わり、日常生活全般を活性化する可能性があります。

技術的な向上が、達成感や自己肯定感の回復をもたらし、レッスン生同士の交流や合唱活動への参加などは社会性を改善する機会になるでしょう。こうした改善が間接的に自己コントロールや情緒的な安定、あるいは対人スキルの向上などをもたらすのかもしれません。ほかにも、歌唱技術の向上過程が常に言語化され、評価されていくことで、客観的な自己認識が可能になる、といった側面も考えられます。

身体性の回復

私はこうした声楽療法の経験を通じて、うつ病（に限りませんが）治療における「身体性の回復」の大切さにあらためて思い至りました。

声楽療法は従来の音楽療法とはことなり、強力に身体に働きかけます。発声に関わる筋肉を鍛えたうえで発声練習をくり返し、身体をいわば一個の楽器に変えていくのです。ここで起きている身体的な変容に、回復へのヒントが隠されているような気がしてなりません。

実際、回復期のうつ病のセルフケアにおいて、身体への配慮はきわめて重要です。ケースにもよりますが、うつ病が重くなると、自分の身体に対してひどく鈍感になることがあります。そうした場合、身体の不調や疲労に気づかないまま無理を重ねて燃え尽きてしまう、といったことが起こりやすくなっています。

統合失調症などの場合にも良く言われますが、身体感覚の回復は、改善の指標としてきわめて重要です。単に睡眠や食欲の改善だけではなく、一種の快癒感とでもいうべき快さが感じられれば、その改善は本物と考えて良いでしょう。神田橋條治氏はそうした自分にとっての良い状態を、しっかりと記憶に留めるように指示するそうですが、そこには身体感覚への注目を促すという意味もあるはずです。

回復初期には、身体を鍛えたり何かを習ったりといったことは、わかっていてもなかなかできないことがよくあります。私はそうした場合、患者の身体に注目し、慢性疾患などの不具合なところがないかを尋ねます。もしあれば、この機会に通院して、きちんと治しておくことを勧めています。

とりたてて不具合がない場合でも、たとえば歯科に通院して歯石を取ってもらったり矯正してもらうなど、なんらかの身体的ケアを受けるよう勧めています。

これはもちろん、歯科に限った話ではありません。また、医療でなくても構わないのです。マッサージやエステ、ネイルサロンやリフレクソロジーなど、身体のケアをしてもらう場所は色々あります。手始めに、そうした場所に定期的に通うことで、少しずつ気持ちが活性化することがあります。もしそうした効果が得られなくても、それで身体が少しでも好調になるなら問題ないでしょう。

第三章で私はカンボジアのある女性の実践におけるグルーミングの治療的効果について紹介しました。また「人薬」の章で、私は「自己―対象」との接触によって自己愛を修復するということを説明しました。しかしここで、もうひとつ追加したいと思います。ひょっとしたら、「身体のレベルでの自己愛の修復」というものがあり得るのではないでしょうか。

たとえば「幸福感」の構成要素として、身体的な快さは不可欠であるように思われます。おそらく「安心」「調和」「充実」のイメージを支える上でも、身体感覚は重要な役割を担っているはずです。これは「人薬」のところでもふれたように、ネット上のコミュニケーション「だけ」では、しばしば空虚さが残ってしまうこととも無関係ではないように思われます。

認知運動療法

この点については、私はイタリアの神経内科医・リハビリテーション専門医であるカルロ・ペルフェッティの創始した「認知運動療法」がヒントとなると考えています。

まず「認知運動療法」について、簡単に説明しましょう（宮本省三『リハビリテーション身体論―認知運動療法の臨床×哲学』青土社）。

一九七〇年代はじめ、ペルフェッティは、脳を損傷した後遺症の片麻痺に苦しむ患者のために、新しい治療方法を提案しました。彼は、片麻痺の運動機能の回復は、当時主流だった運動療法では困難だと考えたのです。

ペルフェッティは、従来の運動療法に代えて、むしろ「触覚器官」としての「手」の機能回復を重視しつつ、触覚と認知過程を重視した訓練を行いました。具体的には、患者は目を閉じて自分の身体を感じたり、触れた物体の特性を感じたりする訓練を受けました。驚くべきことに、この方針転換によって、運動機能の回復が可能になったのです。

いまや彼の提唱した「認知運動療法」は、わが国のリハビリテーション学会にも非常に大きな影響を与え続けています。

この事実は、何を意味しているでしょうか。

ここで重要なのは、治療の対象が「目に見える身体」ではなく、「脳のなかの身体」であるということです。従来の運動療法のように、動かない身体を他動的に動かしてやるだけでは、「脳のなかの身体」は変わりません。残存している感覚神経を刺激することで、神経ネットワークの再生を促し、新たな身体図式を学習させること。それによって患者は、運動のためのあらたな神経回路を獲得するのです。

ペルフェッティは言います。「運動療法の本質は、脳のなかの身体の消失または変質であり、認知運動療法によって脳のなかに失われた身体を取り戻すことができる」(前掲書)と。

彼の指摘は、リハビリテーション業界にとどまらず、精神医学的にもきわめて大きな意味があると考えます。とりわけ治療の焦点を「身体イメージの回復」におくということは、先ほど紹介した「声楽療法」の有効性を解き明かす、ひとつのヒントとなるかもしれません。

うつ病に限ったことではありませんが、多くの精神障害や発達障害においても、身体イメージはなんらかの損傷を受けている可能性があります。損傷には至らないまでも、心身の乖離が生じていることは間違いないでしょう。

このために身体への配慮が不十分であったり、心の問題が身体で表現される、といったことが起こるのではないでしょうか。観念性や内省が肥大しすぎて、身体への配慮が置き去りになっているような場合にも、こうした乖離が生じているように思います。

これはいわば、心理的な自己イメージと、身体的な自己イメージがばらばらになっているような状況です。こうした乖離は、「人薬」のところでふれた、コフートによる「野心」と「理想」の乖離、あるいは精神分析で言うところの「理想自我」と「自我理想」の乖離に重ねられるかもしれません。

そうであるなら、どんな形であれ、心身の調和的な統合がはかられるような契機があれば、それは多少なりとも治療的な意味を持つのではないか。たとえば、いわゆる「代替医療」が有効な場合があるのは、たとえプラセボであってもそうした統合をもたらしてくれるためではないでしょうか。私はそのように考えています。「人薬」や「活動」、あるいは「声楽」などが有効であるとしたら、目的ではなくその過程として心身の統合を必要とするためでしょう。

「人薬」の由来

本書の締めくくりに、これまで特に断りなしに使ってきた「人薬」という言葉について、その由来を少し説明しておこうと思います。

実はこの言葉は、私のオリジナルではありません。岡山県にある「こらーる岡山診療所」の代表、山本昌知医師の話に出てくる言葉です。といっても、私が個人的に山本氏に面識があったわけではありません。

二〇〇九年に公開された想田和弘監督の『精神』という映画があります。「こらーる岡山診療所」に集うさまざまな人々を撮ったこの作品は、音楽もナレーションもテロップも一切入れず、被写体との事前打ち合わせも顔のモザイクも一切なしという、画期的な手法のドキュメンタリー作品でした。

　この問題作については、『精神病とモザイク―タブーの世界にカメラを向ける（シリーズCura）』（中央法規出版）に、想田監督と私の対談が掲載されていますから、関心のある方は手にとってみてください。

　本作に登場する山本昌知医師のモットーは、「病気ではなく人を看る」、「本人の話に耳を傾ける」、「人薬」とのことです。山本医師は「人薬」について詳しい解説をしているわけではありません。しかし「こらーる岡山診療所」のたたずまいそのものが、治療における「人薬」の大切さを如実に示すものになっています。

　一般の診療所のように、かっちりした待合室を作らず、民家を開放して、好きな場所でみんなゴロゴロしたり、寝そべったり、お茶を飲んだりお喋りしたりという独特の空間ができあがっている。人と人の距離がおのずから近づくようになっていて、自然なコミュニケーションが成立している。そういう特異な治療文化を育む緩やかな共同体が成立していて、そこには決して狙っては作れないような独特の雰囲気が感じられます。

「人薬」の効能がいまひとつイメージできない、とお感じの方には、ぜひ一度じっくり観ていただきたい映画です。

　病むことはしばしば必然であり、治癒は偶然であることが多い。とりわけ「人薬」にはそうした偶然頼みのところがあります。これまでわれわれには、「いい人と出会ってくれよ」と祈るしかなかった。しかし、もはやそうとばかりも言っていられません。治療の一環として、有意義な出会いが起こりやすい方向付けや環境設定をはじめ、さまざまな試みを重ねることが、これからは大切になってくるでしょう。

もちろん私がこの本で示してきた方法は、ごく初歩的なものばかり、ということになるかもしれません。ここから先は、あなたのアイディア次第です。心と体の調和を通じて自己愛の成長をすすめるために、よい「人薬」との出会いのために、あなたがどんな方法を思いついたのか、いつか聞かせてくだされば嬉しく思います。

あとがき

私は現在、勤務医として週に四日の外来と週一回の当直をしています。合間をぬって物を書いたり本を出したりしていますが、それはあくまでも「副業」です。

副業のほうから私を知った方の中には、ときどき私が現役の臨床医であることをご存じない方もおられるようですから、まずこの点をしっかり確認しておきましょう。

本文中にも書きましたが、私の専門は「ひきこもり」です。しかし勤務医としては、「ひきこもりしか診ません」などと贅沢は言えません。統合失調症から認知症まで、基本的に来る者は拒まずの姿勢で受け入れています。最近目立ちはじめた発達障害の事例に至っては、これまで事例の経験すらありませんでしたが、完全に付け焼き刃のにわか勉強で対応しているような有様です。

「専門外なのでここでは診られません」という言葉は、原則として私にとっては禁句です。設備などの制約で治療できないケースを除いては、「専門外ですが構いませんか？　一緒に勉強しましょう」とお断りした上で、診ることにしています。

そういう、比較的オープンな立場で診療をしているにもかかわらず、最近の新患は本当に「うつ」ばかりという状況が続いています。予約制の病院のほうはそうでもないのですが、受付順で診ているクリニックのほうは、「うつ」の患者さんが新患の六～七割以上を占めている。やはりどう考えても、この増加ぶりは異常としか言いようがありません。

最近思いついたことなのですが、うつ病がこれほど増えた原因のひとつとして、精神科独自の問題があるのではないでしょうか。

精神医学が進歩して、新しい抗うつ薬もつぎつぎに発売され、認知行動療法をはじめとするさまざまな治療法も開発されている。これほど研究が進んでいるのに、なぜうつ病の患者は増え続けるのでしょうか。普通に考えれば、良い治療法が開発されたのなら、うつ病患者も減るのが当然ですよね。

確かに、ある疾患を確実に治せるような決定的治療手段、たとえば梅毒に対するペニシリンのような薬が開発されれば、その疾患は減少するでしょう。

かつて梅毒は、菌（スピロヘータ）が神経系に入り込むと、一〇年ほどの潜伏期間を経て「進行麻痺」という重い精神障害を生じました。私が研修医をしていた当時は、まだこの患者さんを診る機会がまれにありましたが、現在はほとんどないでしょう。ペニシリンの登場が、進行麻痺を過去の病気にしてしまったのです。

しかし現在、これほど確実に治癒に持ち込める精神障害はほとんどありません。うつ病にしても統合失調症にしても、薬やカウンセリングである程度は改善することができますが、確実に「治癒」に至らしめるのは、まだ難しい。統合失調症など、昔に比べればかなり改善しやすくなりましたが、まだ治っても「寛解」といって「治癒」とは言いません。

そうした疾患の治療は、どうしても複合的なものにならざるを得ません。本文中でも説明したように、うつ病について言えば、薬物療法やCBT（認知行動療法）をはじめ、有効とされる治療手段は多数あります。しかし複数あるということは、「決定打に欠ける」ことも意味しています。

薬物治療によって改善する率は八〇％前後ですが、完全治癒率は四〇％以下という報告も読んだことがあります。どれだけ精神科クリニックが増えても、うつ病患者の増加に対応しきれないのはこのためでしょう。

いまや多くの精神科医が、そこそこ改善はしたのに、なかなか治療を終結できない患者を何人も抱え込んでいるはずです。新患はどんどん流れ込んでくるのに、治療を卒業する患者は少ない。しかし一方では、メディアがうつ病の早期治療をさかんにアピールしています。ニーズだけ掘り起こしても、ちゃんと治癒まで持ち込めないのであれば、患者数がふくれあがるのは、むしろ当然のことです。

近年しきりに言われる「早期精神病」への「早期介入」に私が不安をおぼえるのも、同じ理由からです。早期精神病なるものが存在するとして、果たして精神医学は、それをどれほど確実に、予防なり治癒なりができるのでしょうか。もし無理ならば、キャンペーン的にこの問題をアピールすることには慎重であってほしいものです。もちろん人権的な懸念もあります。中途半端な「改善群」を増やすだけの予防的介入ならば、しないほうがましという判断もあっていいでしょう。

閑話休題。新潮社の三辺直太氏から本書の企画を提案された時には、正直言って、とまどいもありました。私は「うつ」の専門家ではないし、なにか特別な治療をしているという立場でもない。すでに錚々たる専門家による「うつ」の本は山ほど出版されていて、このうえ私が屋上屋を架す必要があるのかどうか。むしろ私が懸念してきた「うつ病キャンペーン」の片棒を担ぐことになってしまうのではないか。

しかし、三辺氏と打ち合わせを重ねるうちに、あらたな可能性がみえてきました。ひきこもりの臨床を通じて蓄積してきた私のノウハウが、それなりにうつ病の臨床でも役に立っているのかも知れない、と気付いたのです。

とりわけ治療場面における非特異的な対人刺激の有効性については、これまでほとんど論じられてこなかったように思います。ここを一つの足がかりにして議論を展開すれば、これまでにないユニークな治療論が構築できるのではないか。

ちょうどこの依頼があった当時、本文中でも紹介した映画「精神」を観る機会があり、その中に出てくる「人薬」という言葉に感銘を受けたばかりでした。

治療にはどうしても欠かせないのに、医師には決して処方できない薬が、少なくとも三つあります。「時間」「お金」「人間」です。いずれも患者さん自身がなんとかするしかない問題ではあるのですが、時間やお金はともかくとして、「人間」すなわち「人薬」については、もう少し治療の中に取り込めないものか。それも私の勤務先のような、ごく一般的な精神科の外来診療において。

そうした思いから執筆に取りかかったのが二〇〇九年の六月です。着手から二年かからずに書き下ろしを一冊というのは、私の中ではかなり早いほうでしょう。こうした異例のスピードを実現できたのも、三辺氏の熱心さに加え、たびたびカンヅメに利用させてもらった新潮クラブの存在が無視できません。

とりわけ二〇一〇年の後半は、ほぼ毎週のように新潮クラブに泊まり込んで作業を進めました。昭和の香り高いたたずまいの書斎は、原稿に集中するにはうってつけの環境でした。くわえてあの質量ともに素晴らしい朝食は、クラブから病院に出勤する憂鬱な朝を力づけてくれました。

興が乗って一晩で一気に一〇枚以上書き進むこともあれば、診療の疲れもあって五枚も書けずに申し訳なく思ったりしたこともあります。この間ずっと伴走しつつ、粘り強く私を励まし続けてくれた三辺氏に感謝します。氏の緻密なサポートなくして、これだけの期間で一冊を書き下ろすことは到底不可能なことでした。
　最後に、ずっと本書の完成を楽しみにしてくれていた妻・高野美恵子と、深夜に及ぶ執筆をかたわらで見守ってくれた愛猫チャンギにも感謝を。そう、「人薬（猫薬？）」の素晴らしき効能には、私自身の経験的な裏付けもあったのです。

二〇一一年二月二八日　　　水戸市百合ヶ丘にて

斎藤　環

参考文献（邦文のみ）　※著者名五十音順

芦崎治『ネトゲ廃人』（リーダーズノート、二〇〇九年）
東浩紀・大澤真幸『自由を考える　9・11以降の現代思想』（NHKブックス、二〇〇三年）
アメリカ精神医学会／高橋三郎ほか訳『DSM―Ⅳ　精神疾患の診断・統計マニュアル』（医学書院、一九九六年）
アレント、ハンナ／志水速雄訳『人間の条件』（ちくま学芸文庫、一九九四年）
井原裕『激励禁忌神話の終焉』（日本評論社、二〇〇九年）
上野千鶴子『おひとりさまの老後』（法研、二〇〇七年）
うつ病リワーク研究会／秋山剛監修『うつ病リワークプログラムのはじめ方』（弘文堂、二〇〇九年）
内海健『うつ病新時代　双曲Ⅱ型障害という病』（勉誠出版、二〇〇六年）
大前研一ほか『時間とムダの科学』（プレジデント社、二〇〇五年）
カシオポ、ジョン・T／パトリック、ウィリアム『孤独の科学　人はなぜ寂しくなるのか』（河出書房新社、二〇一〇年）
樫村愛子『ネオリベラリズムの精神分析　なぜ伝統や文化が求められるのか』（光文社新書、二〇〇七年）
加藤敏／八木剛平編『レジリアンス　現代精神医学の新しいパラダイム』（金原出版、二〇〇九年）
香山リカ『しがみつかない生き方　「ふつうの幸せ」を手に入れる10のルール』（幻冬舎新書、二〇〇九年）
神田橋條治『発達障害は治りますか？』（花風社、二〇一〇年）
斎藤環『思春期ポストモダン　成熟はいかにして可能か』（幻冬舎新書、二〇〇七年）
斎藤環『心理学化する社会』（河出文庫、二〇〇九年）

斎藤環「すべてが『うつ』になる」（「現代思想」二〇一一年二月号）
斎藤環『母は娘の人生を支配する　なぜ「母殺し」は難しいのか』（ＮＨＫブックス、二〇〇八年）
斎藤環『ひきこもりはなぜ「治る」のか？　精神分析的アプローチ』（中央法規出版、二〇〇七年）
斉藤道雄『悩む力』（みすず書房、二〇〇二年）
想田和弘『精神病とモザイク　タブーの世界にカメラを向ける』（中央法規出版、二〇〇九年）
ソロモン、アンドリュー／堤理華訳『真昼の悪魔　うつの解剖学』（原書房、二〇〇三年）
中井久夫『治療文化論　精神医学的再構築の試み』（岩波現代文庫、二〇〇一年）
パットナム、ロバート・Ｄ／柴内康文訳『孤独なボウリング　米国コミュニティの崩壊と再生』（柏書房、二〇〇六年）
バーンズ、デビッド・Ｄほか『いやな気分よ、さようなら　自分で学ぶ「抑うつ」克服法』（星和書店、一九九〇年）
藤縄昭編『精神科臨床における症例からの学び方』（日本評論社、一九九四年）
松崎一葉『会社で心を病むということ』（新潮文庫、二〇一〇年）
宮本省三『リハビリテーション身体論　認知運動療法の臨床×哲学』（青土社、二〇一〇年）
宮本太郎『生活保障　排除しない社会へ』（岩波新書、二〇〇九年）
リッツァ、ジョージ／正岡寛司監訳『マクドナルド化する社会』（早稲田大学出版部、一九九九年）

新潮選書

「社会的《しゃかいてき》うつ病《びょう》」の治《なお》し方《かた》――人間関係《にんげんかんけい》をどう見直《みなお》すか

著　者………………斎藤《さいとう》 環《たまき》

発　行………………2011年3月25日
4　刷………………2016年7月15日

発行者………………佐藤隆信
発行所………………株式会社新潮社
〒162-8711 東京都新宿区矢来町71
電話　編集部 03-3266-5411
　　　読者係 03-3266-5111
http://www.shinchosha.co.jp
印刷所………………株式会社三秀舎
製本所………………株式会社大進堂

ISBN978-4-10-603674-3 C0311